認知症になった私が伝えたいこと

SATO, MASAHIKO
佐藤雅彦

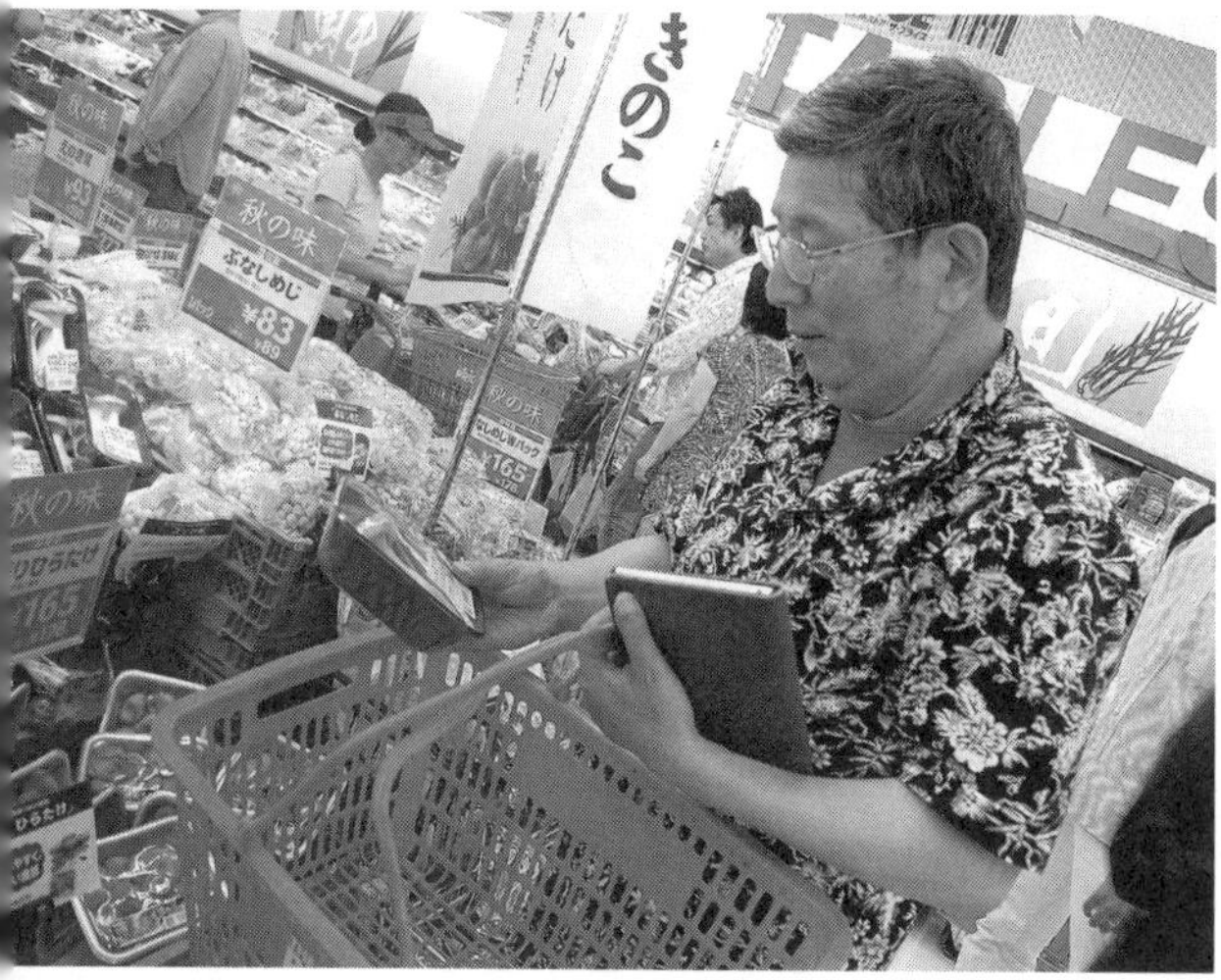

大月書店

認知症になった私が伝えたいこと　目次

装丁・イラスト　桂川　潤
写真協力　永田浩三

はじめに

二〇〇五年一〇月二七日、私はアルツハイマー型認知症と診断されました。

「あなたはアルツハイマー病です」と医師から言われたとき、私は頭が真っ白になり、質問することもできませんでした。

当時、私はまだ五一歳でした。

医師から十分な説明がなかったので、私は書店や図書館に通い、「アルツハイマー」に関する本を片っ端から読んで、勉強しました。

でも、知識が増えるごとに、私は希望を失っていきました。

何を読んでも、

「認知症になると考えることができなくなる」

「日常生活ができなくなる」

「いずれ自分自身のこともわからなくなる」

「意思も感情もなくなる」

というようなことしか書かれていなかったからです。


認知症は、世間で言われているような怖い病気でしょうか。

私は、自分が認知症になり、できないことは増えましたが、できることもたくさんあることに気がつきました。

認知症の診断を受けて九年になりますが、いまも一人暮らしを続けています。

認知症であっても、いろいろな能力が残されているのです。

社会にある認知症に対する偏った情報、誤った見方は、認知症と診断された人自身にも、それを信じさせてしまいます。

この二重の偏見は、認知症と生きようとする当事者の力を奪い、生きる希望を覆い隠すものです。

私は、そのような誤解、偏見を、なくしていきたいと考えています。

「できる」「できない」だけで、人間を語ることはできません。

自分が自分であることは、何によっても失われることはありません。

認知症になると、たしかに不便ですが、けっして不幸ではありません。

自分がどのように生きていくかは、自分で決めて、自分でつくることができるのです。

「認知症になっても、人生をあきらめない」

そんな気持ちで、私は毎日を過ごしてきました。

これから私がお話しすることは、すべての認知症の人に共通するとは言えないかもしれませんが、ちょっとだけみなさんの耳を傾けていただければ、うれしいです。

第一章

歩んできた日々

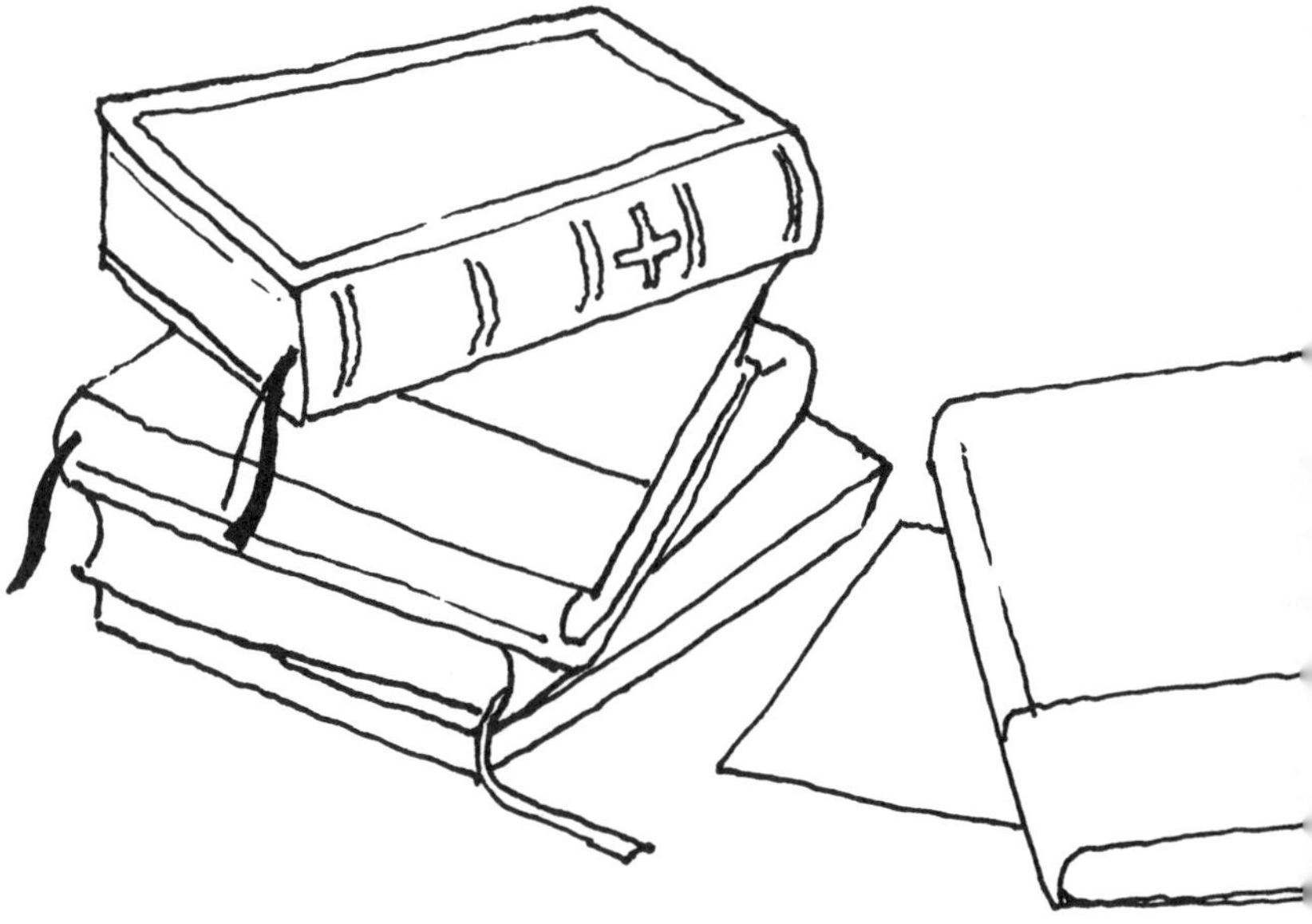

私の生い立ち

私は一九五四年、岐阜県海津町《かいづちょう》（現在の海津市）に生まれました。六人きょうだいの次男です。上から姉、姉、兄、姉、私、そして弟。家は兼業農家で、父は警察官として愛知県の駐在所に勤務していました。

小学生のころから農業の手伝いをよくしていて、中学時代はきょうだい一緒に、田植えや稲刈りをした思い出しかありません。あるとき「こうず（地名）のおじさん」がみかんを持ってきてくれたのに、あまり多くなかったので、「たったこれだけ？」と言って、父にひどく怒られた記憶が鮮明です。

私は数学が得意だったので、大垣工業高校の電子科に入りました。実習の時間に白黒テレビを組み立てたことと、学園祭で当時は貴重だったテレビカメラで、自分の姿がブラウン管に映し出されていたことを思い出します。

高校を卒業したら、就職して社会に出るつもりでしたが、二年生のときに父が定年を迎え、その退職金で大学に行くことが可能になりました。急遽《きゅうきょ》、高三から受験勉強を始めて、名城大学理工学部に合格、一九七三年に入学しました。大学は家から自転車、電車、バスを乗り継いで、片道二時間半。大変でしたが、四年間通い続けました。大学一、二年のころは、授業料がもったいないと思って、履修可能な科目はすべて履修しました。

私が入った数学科は、授業が難しくて、留年しないで卒業するのは一割ぐらいでしたが、がんばって四年間で卒業しました。ゼミでは確率過程論を勉強しました。

卒業後は、中学校の数学教員になりました。でも、仕事をするなかで、教師は自分には向いていないと思い、一年ほどでやめてしまいました。

塾でアルバイトをしながら就職口を探していたときに、新聞の求人欄で大型コンピュータの保守技術者、いわゆるＣＥ（カスタマエンジニア）の募集記事を見つけて、面接に行きました。

そうしたら人事の担当者に、「CEではもったいない、プログラム開発要員として入社しないか」と言われて、その会社に就職したのです。

就職が決まった私は、一九七八年五月、二四歳のときに東京に出てくることになりました。

東京での生活は、文京区音羽《おとわ》の寮から、職場のある日野に通うことから始まりました。最初は水処理課に勤務して、電気回路（シーケンス回路）の設計をしました。

そこでしばらく働いたあと、今度は別のコンピュータ会社に転職し、SE（システムエンジニア）になりました。

SEとしていろいろな仕事をしましたが、印象に残っているのは、下田（静岡県）にある建設会社の原価管理システムを稼働させたときのことです。暑い夏の日、海水浴客でいっぱいの踊り子号で、私たちはネクタイを締めて打ち合わせに向かいました。

担当の人がとても親切で、いつも自宅に招いてくれました。また、そこの営業の人が札幌出身だということで、車で北海道旅行にも行きましたね。

一九八六年、三二歳のとき、埼玉県内にマンションを購入して、そこに移り住みます。

一三三戸の新築物件で、マンションの管理組合の理事長を決める必要があったのですが、「やる気のある人が理事長に」ということだったので、立候補しました。

このころは仕事も順調で、毎日が充実していました。

過労から休職へ

ところが、翌年の一九八七年一一月に、体調を崩しました。耳鳴りがするようになったのです。

近くの病院で診てもらうと、「突発性難聴」との診断で、医師からは「働きすぎだろう」と言われました。

当時の私は、もともとのＳＥの仕事に加え、マンション管理組合の活動、そして会社の労働組合の役員としての活動もあり、多忙を極めていました。

一週間の入院ののち、仕事に復帰したものの、どうしてもやる気がわいてきません。そこで、今度は心療内科に行ったりしていましたが、次第に病状が悪化して、興奮状態と緊張状態が続き、やがて一人では生活できなくなりました。とうとう会社を休んで、弟に連れられて実家に帰りました。郷里の病院での診断は、「過労による神経衰弱」でした。

それから三カ月ほどが経ったころ、父から「いい若い者がブラブラしているのは世間体が悪い」と言われたので、埼玉に戻ることに決めました。

一九八八年四月、会社に復帰します。現業のＳＥでは負担が大きすぎるだろうということで、社内システムの開発事業部に配属されました。

ところが、頭がうまく働かず、与えられた仕事がこなせません。労働組合に相談したところ、委員長の判断で、年末まで休職することになりました。

翌年一月に再度復帰をすると、四月になってまた配置転換があり、私は資材課に配属されました。資材課での仕事は、パソコンの入荷（検品）・出荷作業という、単調なものでした。

配置転換で仕事にやりがいをなくし、出世コースからもはずれた私は、このころから「自分はなんのために生きているのだろう」と、人生の目的を真剣に考えるようになっていきました。

旅行が好きだったので、海外に行くために英会話でも学ぼうかと思い、学校に通ったりしましたが、物足りなさを感じていました。

そんなとき、「聖書の勉強をしませんか」というビラが目にとまり、教会に通うようになりました。そして「生きる目的」を探していた私は、一九九四年四月のイースター（復活祭）の日に洗礼を受け、クリスチャンになったのです。

その後、民間の援助団体をつうじて、世界の貧しい子どもたちを支援するボランティアも始めます。一九九六年三月には、支援する子どもに会いに、仲間たちとタイを訪問しました。

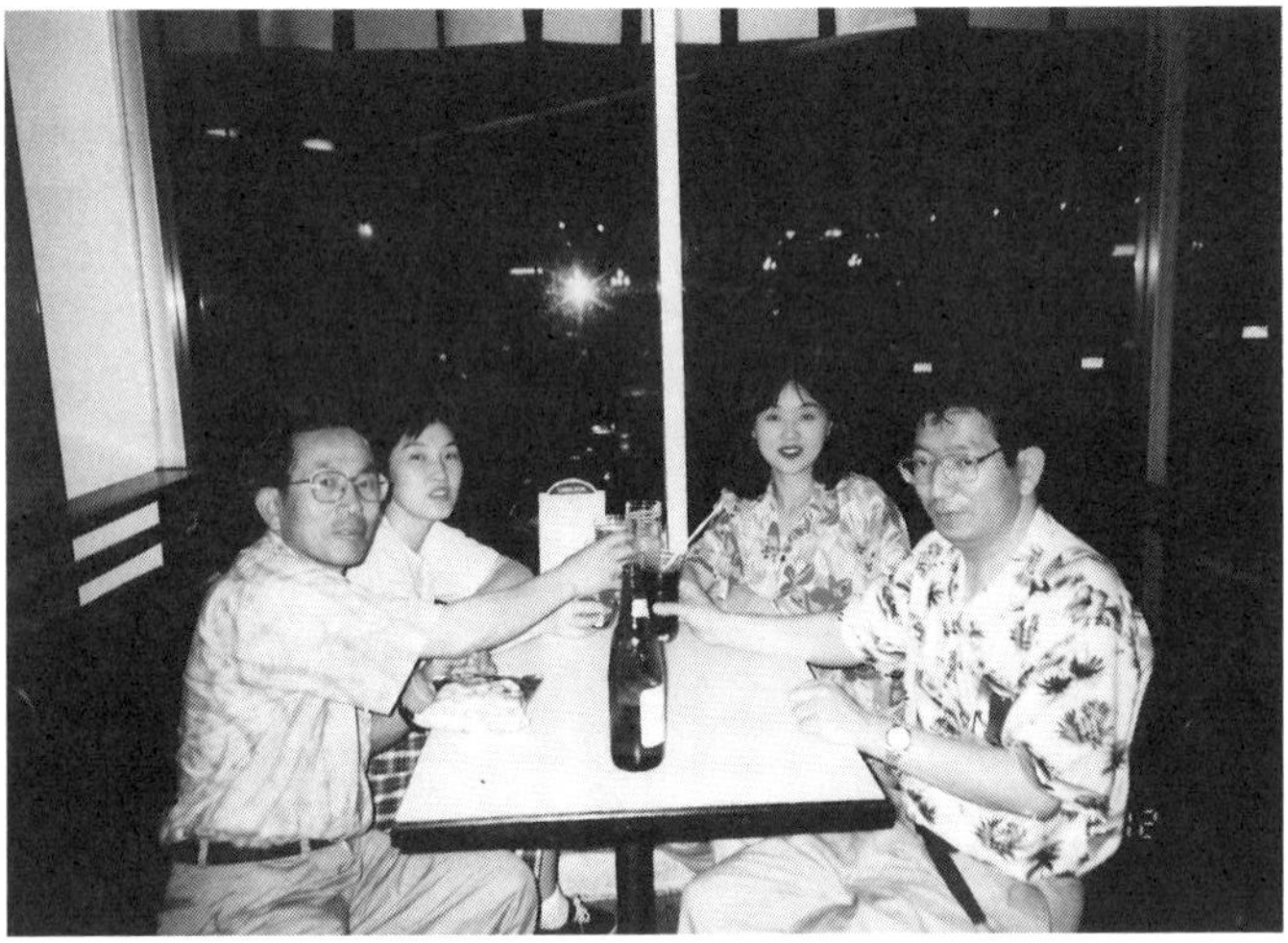

ボランティア仲間とのタイ旅行（1996年3月）

仕事については相変わらず悩んでいましたが、それでも、こうした活動に精を出すことで、ある程度はよろこびを持って生きていくことができていました。

異変の始まり

自分のなかの異変を自覚したのは、四五歳のときでした。

一九九九年、課内会議の議事録が書けなくなったのです。会議で話されている内容はわかるのですが、その要点をまとめることができない。そして、このころから同時にふたつの仕事ができなくなりました。

当時の私の業務は、商品の発注データをパソコンに入力しながら、一時間おきに倉庫に注文書をＦＡＸすることでしたが、定時にＦＡＸを送れなくなっていました。

何かがおかしい。そう思った私は、三月ごろ、会社には「ちょっと体調が悪いので」と言って病院の精神科に行き、頭部ＭＲＩ（磁気共鳴画像装置）検査を受けました。しかし、このときは「異常なし」と判断されました。

疲れすぎているのだろうか。そう思うしかありませんでした。

二〇〇〇年。仕事の入力データの短期記憶ができなくて、入力に時間がかかるようになりました。一字一字見ないと、パソコンに打ち込めないのです。

伝票の二重入力が目立ち、買掛金の計上業務でもミスが続きました。その後も仕事の能率は、どんどん悪くなっていきました。

私は、精神的にまいってしまい、決算の時期で忙しかった三月に、ついにダウンしました。「しばらく休んだほうがいい」ということで、四月から二度目の休職をしました。

自分がなぜこういう状態になっているのか、このときもまだわかりませんでした。病院に行っても、やっぱりわからない。医師も「うつ病」とか「慢性疲労症候群」とか、そういうものだと思っていたのです。

当時、まだ「認知症」という言葉はありませんでしたし（「痴呆《ちほう》」の呼び名が

「認知症」に改められたのは二〇〇四年）、それほど話題にもなっていませんでした。それに、まさか四〇代の若さで、自分がそうなっているなどとは、想像もしませんでした。

日常生活には支障はなかったのですが、不安は募りました。会社の組合が強かったので、給与が一部支払われて、なんとかやっていけました。

このときは実家にも帰らず、自宅で過ごして、ときどきボランティアなどに出かけるという毎日でした。

結果的に、二〇〇〇年四月から二〇〇二年七月まで、約二年間、休職することになりました。

このころのことは、じつはあまり覚えていないのです。

二〇〇二年の八月、会社に戻ります。「もう事務職は無理でしょう」と言われて、配送係として復職しました。配送車に同乗して、パソコン、プリンター、電話機などを得意先に納品する仕事です。これはなんとか務まりました。

それから半年ほど経った二〇〇三年三月、民間援助団体をつうじて支援している子どもに会いに、バングラデシュに行きました。このとき私は、経由地のタイ国際空港で迷ってしまいました。

偶然、同じツアーの人と出会い、事なきを得ましたが、おそらくこの時点ですでに、空間認知能力に障害が出ていたのだと思います。しかし当時は、知らない場所に来たから迷ったのだと、そう考えていました。

検査・診断・告知、そして退職

異変が決定的になったのは二〇〇五年、五一歳のときでした。

前年から、配達先を見つけるのに時間がかかったり、帰り道で迷ったりすることが多くなっていました。また、指定された場所に間違いなく届けたか、心配になることもたびたびでした。

二〇〇五年九月ごろ、配達先から車を停めている場所に戻るのに、時間がかかるようになりました。

都庁へ納品に行ったとき、帰りに出口を間違えて、三〇分ぐらい車を探し続けました。

それから配達先に台車を忘れるようになり、台車を置き忘れていないかがいつも不安になって、ついには、「商品を正しく届けた」という自信もなくなってしまいました。

そこで、以前ＭＲＩを撮ってもらったのとは別の病院の精神科を受診し、そのことを相談すると、脳のＣＴ（コンピュータ断層撮影）を撮るように言われました。

そしてＣＴを撮り、検査結果を聞きにいったとき、医師から突然、「脳に萎縮が見られます。アルツハイマー病です」と診断されたのです。

一〇月二七日のことでした。

アルツハイマー病と告知されたときは、頭が真っ白になり、その瞬間、何も考えられなくなりました。まったく予想していなかった診断で、ものすごいショックを受けました。医師から突き放されたような絶望を感じました。

じつはこのころ、職場での人間関係も悪かったのです。とにかく、疲れ果てていました。

限られた人生だから、このままだともったいないと思って、自分の好きなことをして生きたほうがいいんじゃないかという気持ちが強くなりました。

次の日、職場に行って、アルツハイマー病と診断されたこと、仕事をする気力もなくなったので退職するつもりであることを、伝えました。

労働組合からは、「障害手当をもらってつつましく生活できるから、無理して悪化するよりもそのほうがいい」と言われました。アルツハイマー病でさすがに仕事は無理だろうと、思ったんじゃないでしょうか。

自分でも、ズタズタになってからやめて、寝込んでしまうよりは、早めに身を引いたほうがいいんじゃないかと、思ったのです。会社の「お荷物」でいるよりは。

そして相談の結果、とりあえず三カ月の病気休暇を取ることになりました。

休暇に入った私は、アルツハイマー病のこと、これからのことを知りたくて、本を買ったり、図書館で探したりして、読みあさりました。

本に書かれている内容は、診断を受けた本人のためというよりは、介護する家族や、医療・介護の専門家向けのことばかり。

「多くの場合、六年から一〇年で全介護状態になる」という記述を見つけ、あらためて愕然《がくぜん》とし、さらなるショックを受けました。本を読めば読むほど、生きる自信がなくなっていきました。

もう、仕事を続けるのは無理だと、はっきり思いました。「本来であれば、まだまだ現役で、バリバリ仕事をしている年齢なのに」と無念でしたが、でも、仕事だけで人生を終わりたくありませんでした。

病気休暇の期間が終わった二〇〇六年二月八日、私は二五年勤めた会社を退職しました。

生きていくことが揺さぶられる

退職後、しばらくの間は、それまで続けていた教会の礼拝やボランティアに通ったり、本を読んだりして、毎日を過ごしていました。

しかし、「これからどうしたらいいのか……」と考え始めると、将来が見えず、不安が不安を呼んで、どんどん落ち込みました。

病気により、記憶に障害が起きることがわかったので、毎日の自分の行動をノートに記録することにしましたが、メモを取ろうとしても、漢字が書けない。ひどいときには、メモそのものができない。字が乱れて、あとでどう読んでいいのかわからなかったり。だいたい、そのノートをなくしてしまうのです。

それで、ノートに書く代わりに、私の得意なパソコンで、日記をつけ始めました。

ある日、銀行に記帳に行くと、引き出した覚えのない金額が記載されているので、驚きました。あわてて日記を読み返すと、「財布を忘れた」とか「午前中の記憶がない」といった記録ばかりが目につきました。

当時の日記の一部を、ここに引用します（原文のまま、一部仮名）。

2006・3・13
銀行の通帳記入にいくが、3月6日に3万円のひきだしがあるがまったく思い出せない。

2006・3・14
ラジオ英会話のテキストの英文がまったく覚えられない。

2006・3・16
13：00まで頭がしびれる。

2006・3・26
信号が赤なのに目にはいらす横断しようとした。

2006・3・27
まだ、本を読む気力が残っていることがありがたい。

2006・3・30
「やさい」とゆう漢字が書けない。

2006・3・31
パソコンで日記をつけているうちはだいじょうぶだが、入力する気力がなくなったときは要注意である。

2006・4・2

ジョナサンで焼魚定食をたべる、その時音楽がうるさく感じる。

２００６・４・７

自筆で遺言書を作成する。

２００６・５・２

午後8時ごろ、すごい耳鳴りがする。

２００６・５・31

夕食の弁当を買ったのに、忘れてまた夕食の材料を買いにいく。

２００６・６・４

12年間付き合いのある教会員のAさん、Bさんの名前がすぐにでてこなかった。

２００６・６・５
介護福祉士のＣさんに任意貢献契約について、相談にのってもらう。
２００６・６・６
机の上がゴチャゴチャで整理できない、やる気もない。

こんな感じの毎日でした。

二〇〇六年四月に、実家で暮らしていた父が亡くなってからは、将来のことがますます不安に感じられるようになりました。

父が亡くなって兄の代になった実家で、この先の面倒を見てもらうのは、心苦しいと思いました。

幸い、滋賀県に住む弟が、「もしもの場合は、自分が引き取る」と言ってくれたので、一人暮らしを続けながら、成年後見制度の勉強を始めたりしていました。

しかし、生活の些細《ささい》なつまずきや、身体の違和感が、その日その日で起きてきます。

そのうち、「食事の支度のためガスを使用中、電話がかかってきて長話をしているうちに、フライパンの火が燃え上がる。驚いて外に駆け出すと、マンションが火の海になっている」という悪夢が、頭を離れなくなりました。

自分をコントロールできる、という自信が、消え失せていきそうでした。

混迷の先に

退職して四カ月目の二〇〇六年六月。

日記を書いていたパソコンが突然故障し、直し方がわからなくなった私は、パニックを起こして、フロッピーを持ったまま病院に駆け込みました。

すると医師から、「若い男性の一人暮らしでは、訪問ヘルパーの利用はできません。グループホームへの入居を視野に入れて対策を考えます。次回からは弟さんを必ず同席させてください」と言われたのです。

この一言に、私は打ちのめされました。

医師は無理だと言うが、私は、一人暮らしを続けたかった。実際は、訪問ヘルパーの利用もできるのです。でも、このときは知識がなく、施設に入るか、一人暮らしを続けるかで、すごく悩みました。

「いまの施設の多くは、管理者側がやりやすいように運営されている。それに、若年性認知症の入居者を受け入れてくれる施設は少なく、あってもまわりは高齢者ばかりで孤立してしまう」と私は考えていたのです。

悩んで、混乱した私は、ついに一週間ほど寝込んでしまいます。

最悪の状態でした。食事もとらず、もう自分でも、何がなんだかわからなくなっていました。

心配して様子を見にきてくれた弟の判断で、一時的に実家に戻り、静養することになりました。

実家では一日中眠り続ける日々が続きました。

やがて起きられるようになると、今度は眠れなくなり、一晩中あれこれ考えていることが多くなりました。

ちょうど梅雨の時期で、雨の日が多く、気分転換に外に散歩に出ることもできません。

窓を打つ雨音を聞いていると、気が狂いそうになりました。

私は、神様に祈りました。

愛する天のお父様
私はいま気が狂いそうです。どうか正気に戻してください。
ただし、私の気が狂うことが神様の御心《みこころ》ならば、私はそれを受け入れます。
すべてを神様に委ねます。
アーメン

そうすると、心に平安が戻り、眠りにつくことができました。
このとき、私はクリスチャンになってよかったと実感しました。
実家で兄一家の世話を受ける暮らしは、五〇日間続きました。
毎日、これからについて考え続けました。
ある日、旧約聖書の言葉が思い浮かびました。

わたし（神）の目には、あなたは高価で尊い。
わたしはあなたを愛している。

（「イザヤ書」四三章四節）

自分は自分であり、認知症になっても、なんら変わらない。いま生きているということは、目に見えない大きな愛によって支えられている……。
この言葉から、私は自分自身を取り戻し、地獄の日々を抜け出したのです。

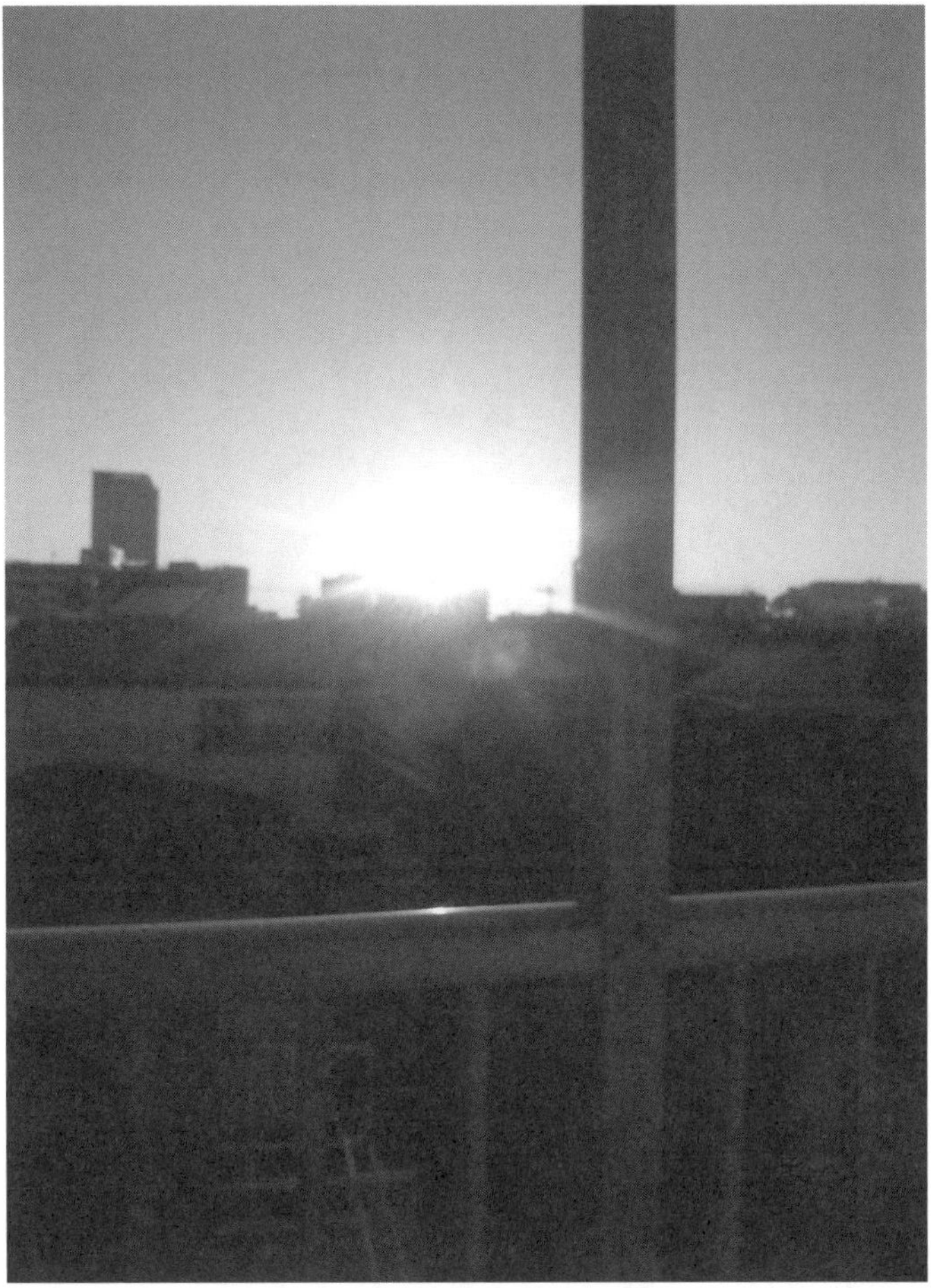

撮影＝佐藤雅彦

手がかりを求めて

少し落ち着いて考えたことは、やはり自分のマンションに戻って、一人暮らしを続けたいということでした。

実家ではやることもないし、買い物に行くには車を運転しなければいけない。自分の家でないと、思うような生活もできません。それに、教会の礼拝や、ボランティアにも行きたいと思いました。

二〇〇六年の夏の盛り、私は久しぶりに自分のマンションに戻ってきました。一人暮らしをできるだけ長く続けたい。そのために、暮らしのなかでの自分の不自由をひとつひとつ具体的にメモし、自分なりにできる工夫を考えていきました（詳しくは第二章を参照のこと）。

また、自分の体調を整えながら、日々の時間をこころ豊かに過ごすために、家に閉じこもらず、毎朝散歩をしたり、できるだけ楽しいことを見つけて出かけたりするようにしました。

このころから、さまざまな支援団体に出会い、いろいろな情報を得ることができるようになりました。

若年認知症家族会「彩星《ほし》の会」は、私が最初に知った民間の支援団体です。北海道北竜町《ほくりゅうちょう》の元町長、一関開治《いちのせきかいじ》さんの本『記憶が消えていく――アルツハイマー病患者が自ら語る』（二見書房、二〇〇五年）を読んでいて、偶然見つけました。さっそく会員になり、定例会に参加するようになりました。

彩星の会では、なんの気兼ねもなく、自由に語り合うことができました。そして、ここで得た情報が、たいへん役に立ったのです。

五〇代でも介護保険が使えることを知った私は、さっそく申請し、「要介護1」と判定されました。これにより、訪問介護を利用して、ヘルパーさんに週二回、食事づくりや家事の援助を依頼することができるようになりました。

成年後見制度のこと、障害年金のこと、地域包括支援センターのことなども、彩星の会で学びました。

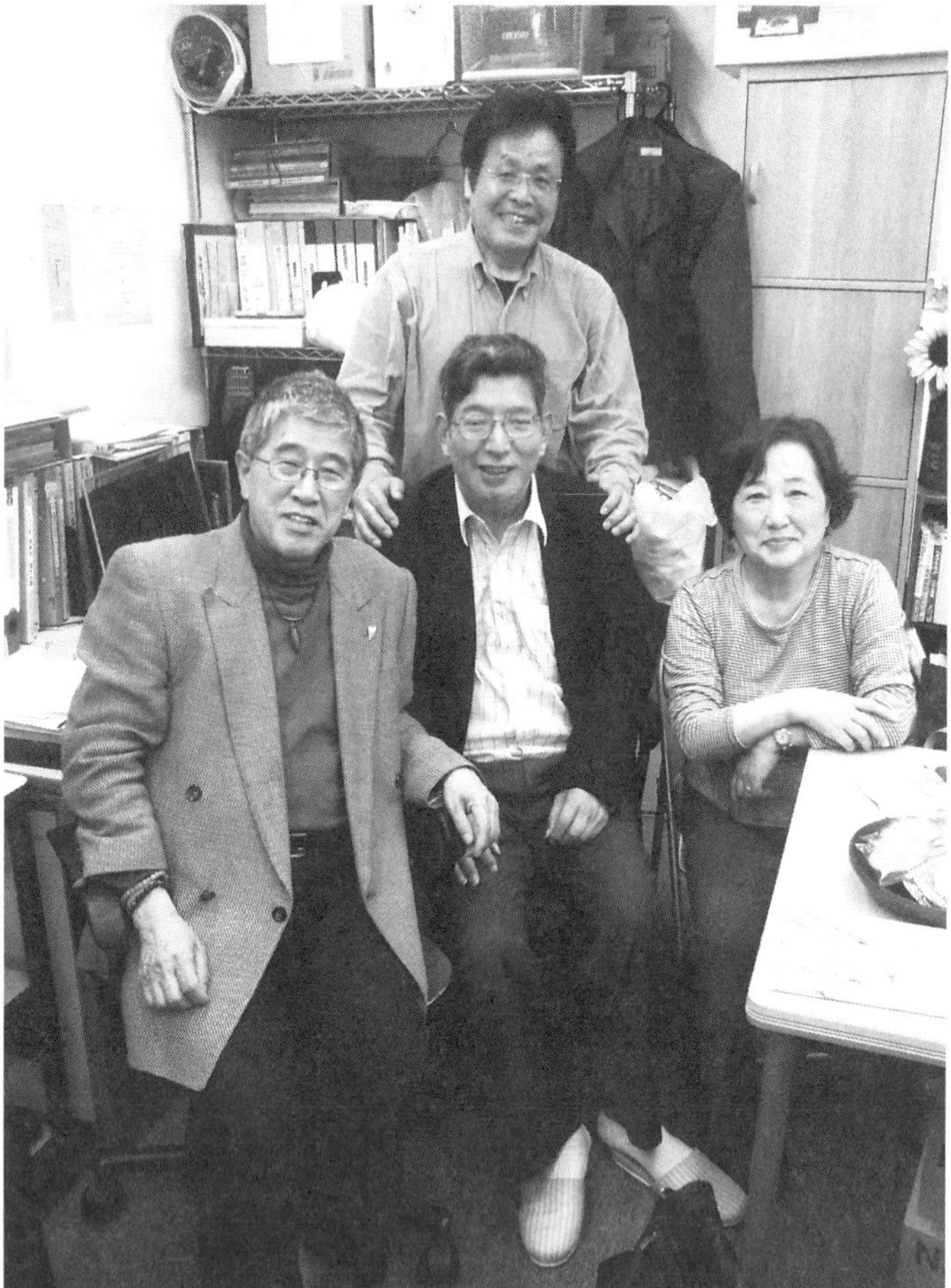

「彩星の会」の人たちと出会えた

そしてもうひとつ、大きな出会いがありました。

二〇〇七年二月、「東京都グループホーム連絡会」のシンポジウムが都内であり、参加しました。

これまでにも、認知症関係の集会にはいくつか出席していましたが、どれも本人というよりは家族に向けて話している印象で、なんとなく後ろ向きなイメージでした。

ところが、このシンポジウムでは、「人が人として生きることを支えよう」という人たちの報告や提案が次々になされ、こうした動きに対して、「自分も何かしたい」「何かできるのでは」と、勇気がわいてきました。

帰り際、このときの報告者の一人の永田久美子さん（認知症介護研究・研修東京センター）に、「私は認知症で、一人暮らしをしています。認知症でもできることがいろいろとあります。一緒に、認知症になっても暮らしやすい世の中をつくりませんか」と話しかけました（本書「解説」も参照のこと）。

私の提案を、永田さんはとてもよろこんでくれ、その日にいろいろと話し合いました。

そのなかで、パソコンが得意で記録を続けていること、外に出かけたいが知らないところに行くのはとても大変なことを伝えたら、「携帯電話を使ってみたら？」とアドバイスをもらいました。そして、それを手助けしてくれる鈴木英一さんに、すぐにつないでくれました。

私はそれまで、携帯電話を使っていませんでした。でも、自分が使えそうな機種を一緒に選んでもらい、操作を教わって、始めてみることにしました。ナビの機能、メールの送信方法、写真の撮り方など、ひとつひとつ覚えていきました。認知症の私でも、覚えることができたのです。

携帯での撮影はおもしろく、日々の記録としても、その後とても役に立ちました。

こうして、わずかずつですが、話し合える人や相談できる人につながっていき、私はだんだんと、前向きに生きようと思い始めていました。

日記には、できなくなったことだけを書くと落ち込むばかりなので、まだできることや楽しかったことも書くようになりました。

仲間との出会い

二〇〇七年七月、富山県で認知症の本人が全国から集まって交流する会があると聞き、私も参加しました。

各地から集まった人たちと、地元のおいしい料理を食べながら、それぞれのことやこれからのことを、夜が更けるまで語り合いました。

これまで、介護中の家族の人や、医療・介護の専門家の人たちと話す機会はありましたが、認知症の当事者の人たちとじっくり話をする機会がなかったので、この集まりに参加して、仲間と出会えたことは、私にとって大きな一歩になりました。

富山からの帰りは、同行してくれた人と黒部ダムに行ったり、夏の盛りの山々を眺めたりしながら、長野経由の列車の旅を満喫しました。だれか一緒にいてくれる人がいれば、こうした旅をまだまだ楽しめることができる。そんな自信と、これからの楽しみが広がった旅でした。

同じ年の一〇月には、鹿児島で「認知症の本人交流会」が開催されました。この会は、マスコミ公開でおこなわれ、私は実名、顔写真ＯＫで参加することにしました。

当時、「実名、顔写真ＯＫ」という人は、まだまだ少なかったのですが、私としては自然なことでした。認知症であることは、何も恥ずかしいことじゃない。隠すことでもない。堂々としていればいい。そんな気持ちでした。

当日は、認知症の人同士が交流するだけでなく、本人への理解と支援を社会にどう広げていくかについても話し合いがおこなわれるとのことで、事前に自分なりに何を話すか、言いたいことを考え、紙に書き出して準備をしました。

交流会では、高齢でありながらパソコン教室に通っている人がいて、感銘を受けました。

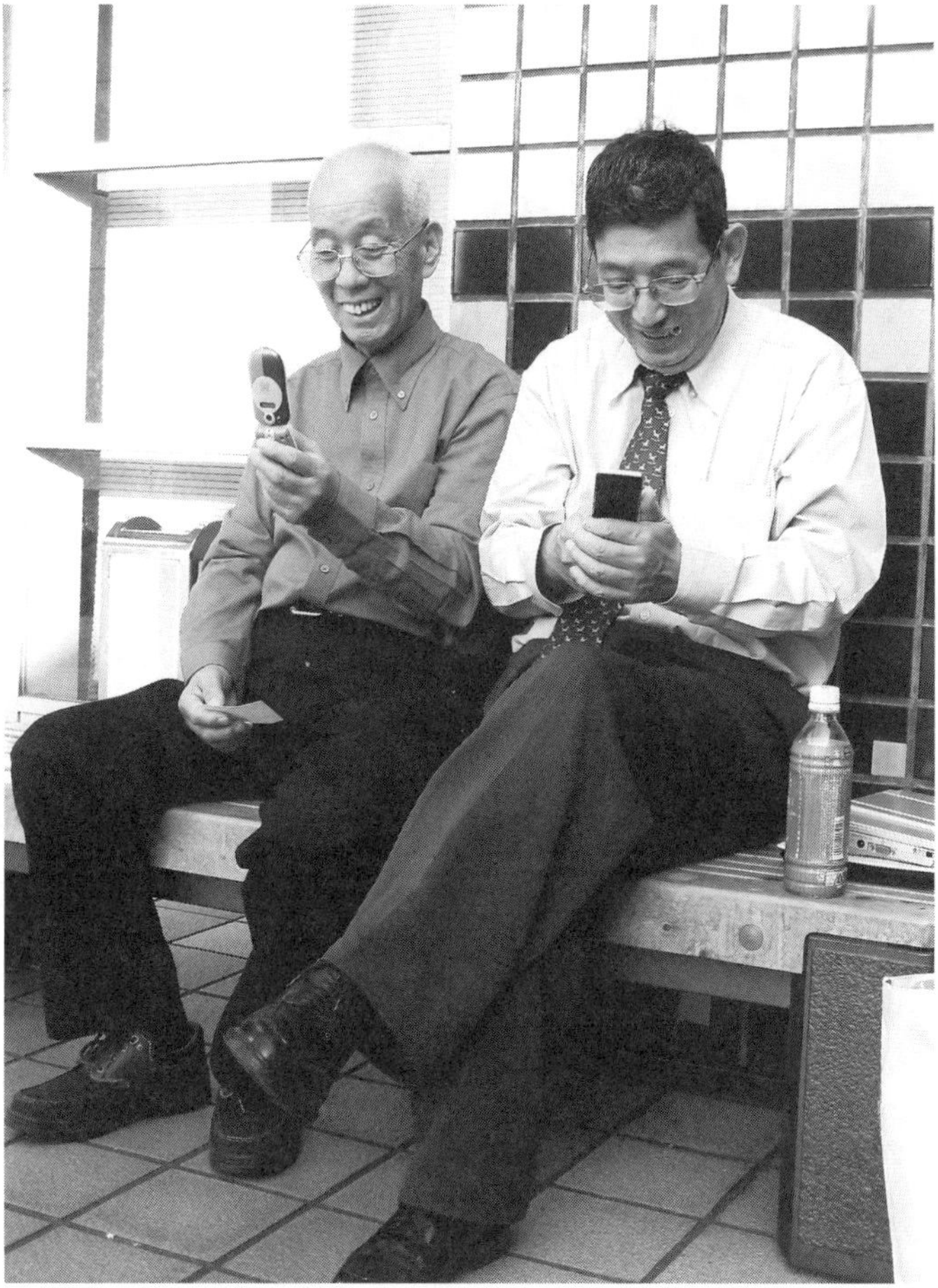

交流会で出会った仲間とメルアドを交換
(左は吉田民治さん)

前向きに生きていこうとしている人たちと出会い、自分たちの体験や声を、もっと世の中に伝えていきたい、伝えていかなければ、と話し合いました。こうした場所で知り合った認知症の人やその家族とは、携帯電話の番号やメールアドレスを交換し、その後も連絡を取り合っています。

みんなといると、苦しんでいるのは自分だけではないと、励まされます。自分にとって、かけがえのない仲間です。

生きがいについて

私は、認知症と診断されてから、神谷美恵子さんの『生きがいについて』(みすず書房、一九六六年)を、くりかえし読んできました。

以前にも読んだことのある本でしたが、自分が認知症になってからあらためて読み直すと、こころに響く箇所がたくさんあり、夢中で線を引きました。

私はこの本を、自分の生きがいを失いかけているときに読むのです。ただ知識を習得するために読むのと、今後どう生きるかを決めるために読むのとでは、読み方が違ってきます。

それは、人との出会いと同じで、だんだん親しくなっていくのと、そうでないのとは違う。自分が本当に困っていて、本当にすがるような気持ちで読むのとでは違う。生きがいについて、いつも考えているから、ヒントがつかめる。

私は、「らい（ハンセン病）」について書かれたところを、「認知症」に置き換えて読んでいます。そうすると目が開かれてくる。

私が気に入っている一節を、ご紹介します。

人間の存在意義は、その利用価値や有用性によるものではない。野に咲く花のように、ただ「無償に」存在しているひとも、大きな立場からみたら存在理由があるにちがいない。自分の眼に自分の存在の意味が感じられないひと、他人の眼にも認められないようなひとでも、私たちと同じ生をうけた同胞なのである。もし彼らの存在意義が問題になるなら、まず自分の、そして人類全体の存在意義が問われなくてはならない。

こう考えると、何ひとつできなくなってもいい。何かができるから、あなたには価値がある、ということではないのです。あなたはそこにいるだけで尊い存在ですよ、ということですね。

私は認知症になって、外面をはばかることがなくなりました。そんなことを気にしていたら、疲れてしょうがありません。もう、自分の好きなことだけをやる。それで生きていく。

お金だって、そんなに持っていないですし、見栄を張って着飾る必要もない。他人にむさくるしい思いをさせないくらいでいい。

私を立ち直らせてくれたのは、一種の「あきらめ」だと思います。もうしょうがないんだ、治らないんだ、というあきらめ。だからこそ、精いっぱいやる。

もちろん、いつもそう思えるわけではなく、ある瞬間に「生かされているだけで幸せだ」と思えても、次の瞬間には「虚無感でいっぱいだ」と思うこともあります。それは感情のなせるわざで、自分ではどうしようもありません。

しかし、それでも生かされていることに感謝して、精いっぱい生きる。失ったことをあれこれくよくよするのではなく、これからできることを精いっぱいやる。それしかないんですね。

認知症として、できないことはできないこととして受け入れて、他人の手を借りればいい。できることは、なるべくそれが維持できるように努力する。あきらめだって、ひとつの「希望」になるのです。

神谷さんは、こんなことも書いています。

生きがい喪失の苦悩を経たひとは、少なくとも一度は皆の住む平和な現実の世界から外へはじき出されたひとであった。虚無と死の世界から人生および自分を眺めたことがあったひとである。いま、もしそのひとが新しい生きがいを発見することによって、新しい世界をみいだしたとするならば、そこにひとつの新しい視点がある。それだけでも人生が、以前よりほりが深くみえてくるであろう。

私にとっての生きがいとはなんなのか。それは、日々の暮らしのなかで、「生きている」という充実感を得ることだと、いまは思っています。

家のすぐそばにある土手を歩くと、春は菜の花、秋はコスモスが風にそよいでいるのに出会います。そうした花々を見て、「ああ、きれいだな」と思ったとき、自分が生きていることを強く感じます。

失われた能力を嘆くのではなく、いまできることに目を向け、毎日に感謝して生きよう。

花も、懸命に生きている。

だから私も、懸命に生きていきたいと思います。

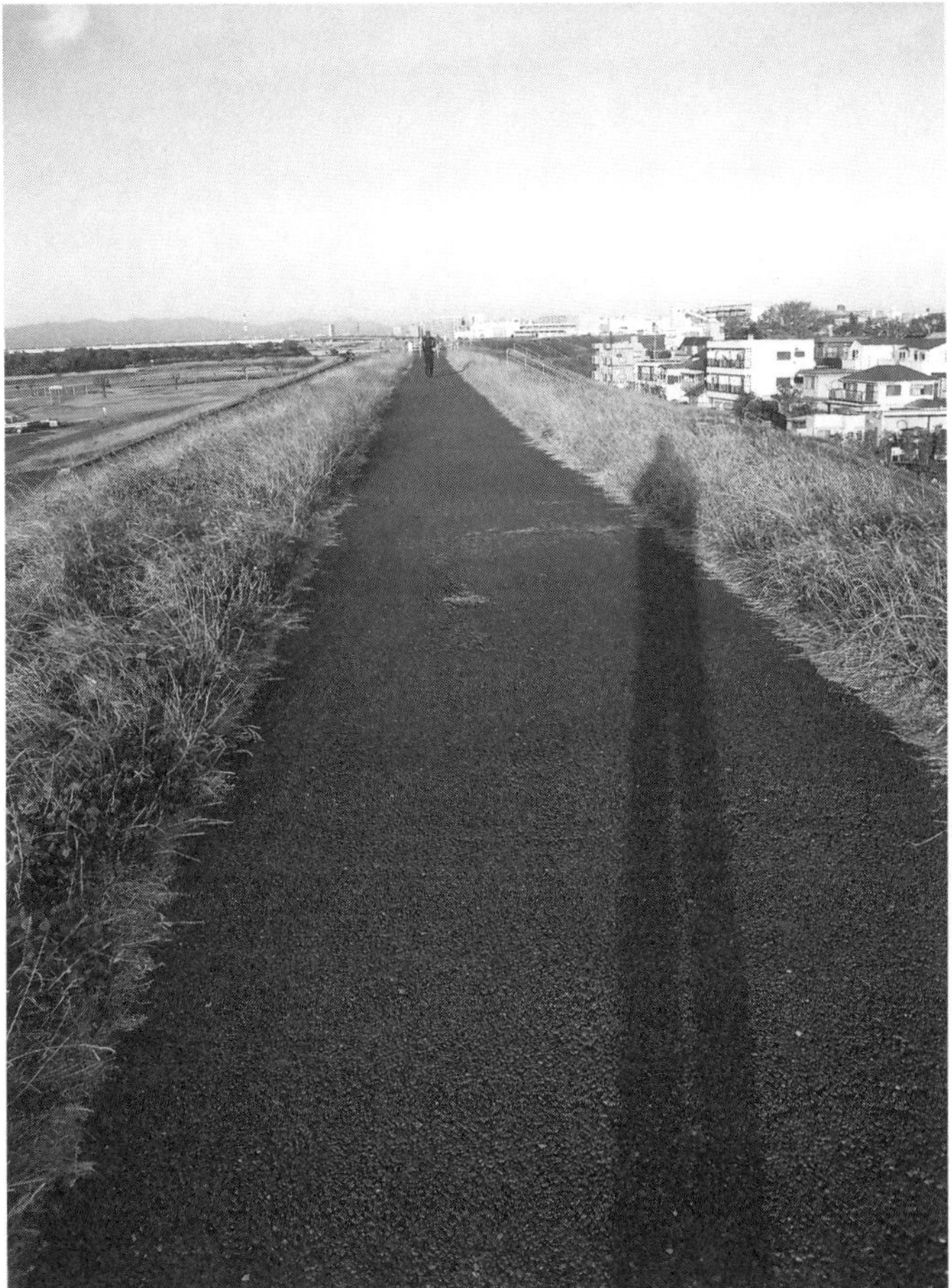

撮影＝佐藤雅彦

第二章
自分でつくる自分の生活

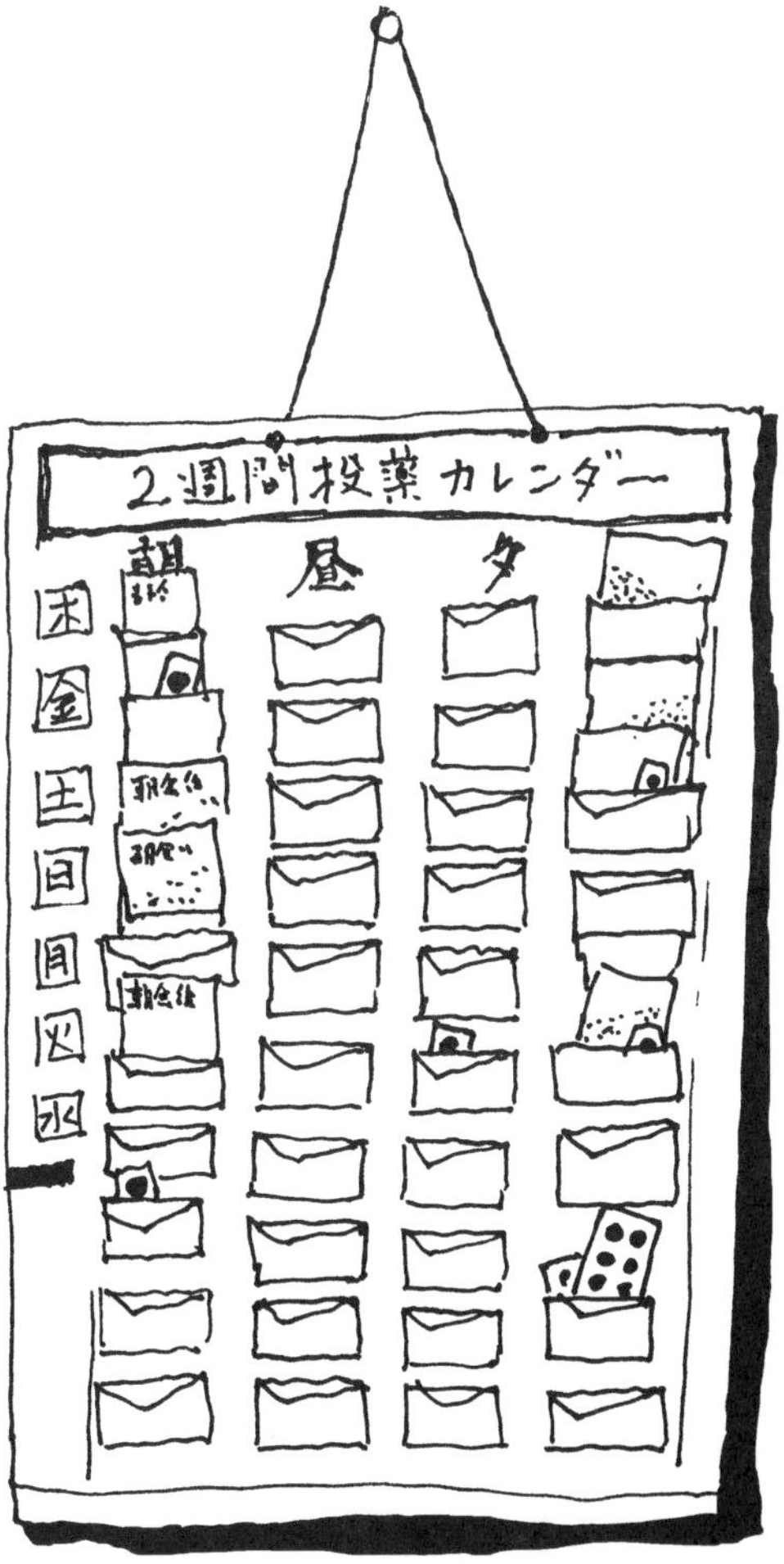

一人暮らしを続けたい

自分のなかの異変を感じ始めてから、一五年が経ちました。そして、アルツハイマー型認知症の診断を受けて九年目になりますが、いまもなんとかマンションで一人暮らしを続けています。

診断された当初から、「一人暮らしは無理だ、施設に入りなさい」と言われ、グループホームを紹介されました。でも、施設に入ると自由度が少なくなる、もっと人生を楽しみたいし、ぎりぎりまで一人暮らしをしたい、と思いました。

私が一人で暮らしていることを、「立派だ」と言ってくれる人もいますが、多くの人からは「認知症とは思えない」と、よく誤解されます。

しかし、認知症になった私が、なんの不自由もなく生活をしているなどということはありません。一日一日が大変で、困ること、不便なことばかりです。

私の日記から、最近の困りごとを挙げてみます（原文のまま、一部仮名）。

食事の時間帯が分からない。
携帯電話の日ずけを見ないと今日が何日かわからない。
昨日もらった書類をおぼえていない。
明日の予定もわからない。
出かけると部屋の鍵をどこにおいたかわからない。
銀行通帳をなくした。
障害者手帳をなくした。
お金の管理ができない。
部屋の鍵がなくなり弟に合鍵を作成してもらった。
パソコンを起動するが、何をしようとして起動したかわからない。
Aさんにメールするのを間違って、Bさんにメールする。
言葉がすぐに出て来ない。

携帯電話をどこにをいたかわすれた。
よく行く店（飲食店）に行くのを迷う。
風呂のお湯はりをして、お風呂にはいるのを忘れる。
買い物に行き、買ったものを冷蔵庫に入れ忘れる。
診察予約票を失くした。
銀行通帳の引き出した記憶のない記録がある。
実印、銀行印の管理が出来ない。
食事の準備が出来ない。
聖書を読む以外なにする気が起きない。
誤字脱字が多い。
文字が書けない。
感情的になることが多くなりました。
判断ミスが多くなた。
何もかもがめんどくさくなった。

認知症がすすんだのでしょうか。

静かにのんびり暮らしたい。

自分の判断に自信がなくなった。

生活のトラブルがあっても自分では解決できない。


私は、自由な暮らしがいいと思っていますが、でも、自由でいることは大変です。

昼夜が逆転した生活をしても、髭《ひげ》をボウボウに伸ばしていても、体調が悪くなっても、だれも何も言ってくれません。すべてが自己責任です。自己管理ができなければ、たちまち体調を崩してしまいます。

ですから、私は自分でいろいろ考えながら、日常生活の工夫をしています。

認知症の人は「何もできない」「何も考えられない」、そう捉えられることも少なくないようですが、それは違います。

たしかに、たくさんの失敗をしますが、まだまだできることがあるのです。

私は認知症には負けません。

毎日の過ごし方

認知症になって困ることは、まず収入がないこと。次に、行くところがないことです。

忙しい人にとっては、自由な時間は貴重な贈り物ですが、毎日が日曜日の者にとっては、この自由な時間はやっかいな代物です。

何もせずに、一日ボーッと過ごしていると、「自分はなんのために生きているのか」などと、余計なことを考え、悲観的になってしまいます。何もすることがないのは、本当につらいものです。

退職してしばらくは、どう時間をつぶしてよいのかわからず、不安になり、混乱してしまうこともしばしばありましたが、いまは、自分なりの暮らしの流れができ、落ち着いて過ごせるようになりました。
現在の過ごし方は、こんな感じです。

月曜日　ボランティア（一〇時〜一六時）
火曜日　Aヘルパーが来て食事づくりと掃除（午後、二時間）
　　　　教会の聖歌隊の練習（午後）
水曜日　聖書の勉強会（午前、月一回）
　　　　教会の祈祷会（夜）
木曜日　受診（月一回）
　　　　ちょっとした遠出（月一回）
金曜日　Bヘルパーが来て食事づくりと掃除（午後、一時間半）
土曜日　教会の聖歌隊の練習（午後）
日曜日　教会の礼拝（午前）

毎朝、五時ごろに起きて（冬は七時ごろ）、近所の川の土手へ散歩に出かけます。いまは、一時間・七〇〇〇歩を目標にして歩いています。

マンションに戻ってきたら、朝食です。ごはん、味噌汁、納豆、サラダ。だいたい、いつもこれくらいですね。

私は糖尿病が持病なので、食事の前には必ずインスリンを打ちます。認知症の薬は、朝と夜に飲みます。

そのあとは、新聞を読んだり、図書館に行ったり。そんなことをしていると、あっという間に午前中が終わります。

お昼は弁当の宅配サービス（火曜、水曜、木曜）。毎日の食事が一苦労で、週二回ヘルパーさんにつくりに来てもらっています。献立はヘルパーさんが決めますが、私がリクエストすることもあります。ヘルパーさんが来ないときの夕食は、宅配か外食です。

ヘルパーさんには掃除もお願いしていますが、トイレ掃除や洗濯などは、自分でやっています。洗濯は、ときどき洗ったまま干すのを忘れてしまうことが

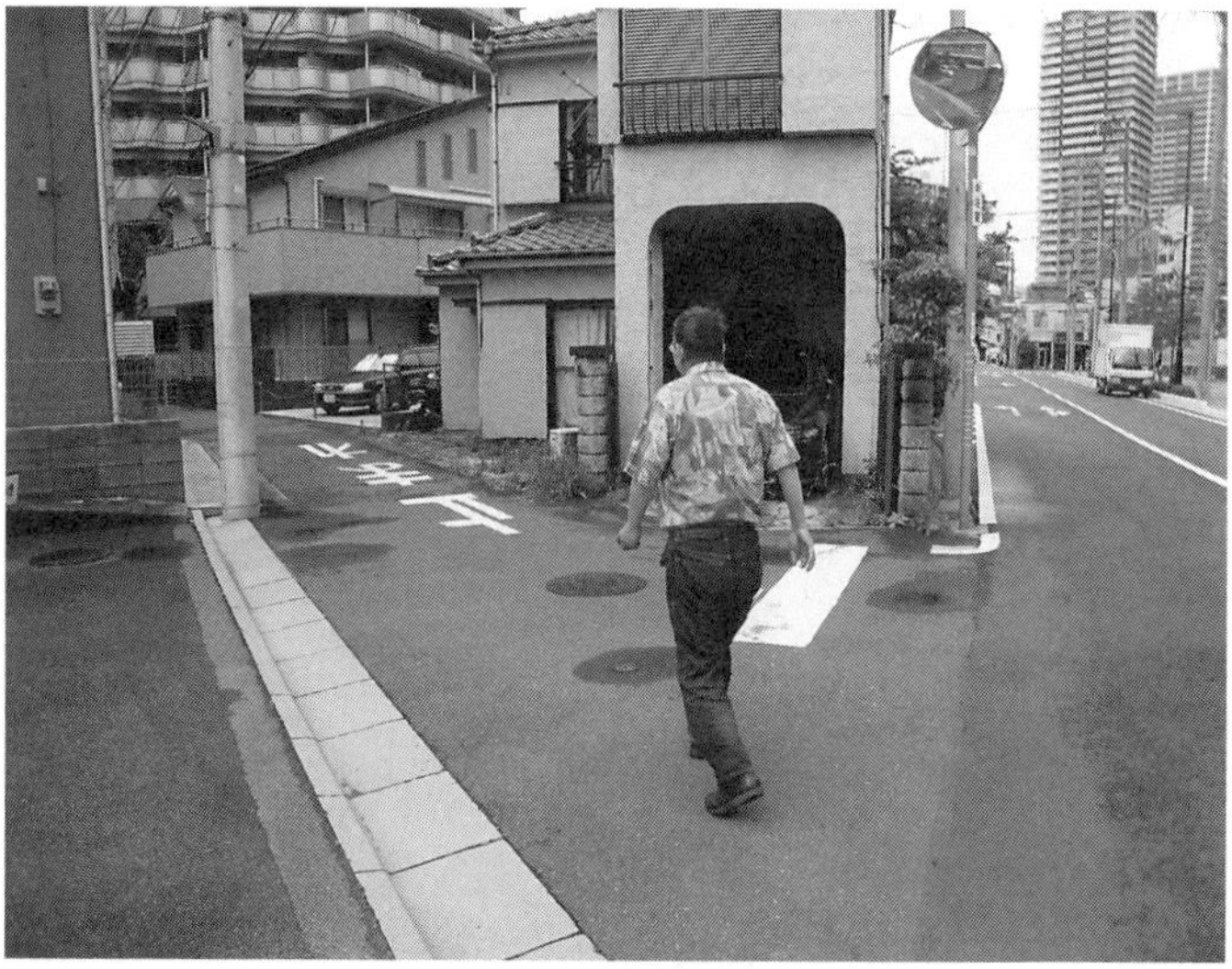

いつもの土手へ散歩に出かける

あるものの、洗濯機が自動でやってくれますし、操作の手順さえ忘れなければ問題はありません。

午後は、音楽やラジオを聴いて、ゆっくりと過ごします。近所のスーパーに、日用品を買いに出かけたりすることもあります。

夜は、フェイスブックに一日の出来事を投稿したり、友人にコメントしたり、パソコンを使っていることが多いですね。

毎週月曜日には、ボランティアに出かけます。

世界の貧困国の子どもたちを支援する民間援助団体の活動にかかわり始めて一〇年以上になりますが、いまも埼玉から東京・中野のオフィスまで、電車を乗り継いで通っています。

初めての道だと大変ですが、慣れた道なら大丈夫です。できる仕事を手伝っています。

教会の聖歌隊の練習や礼拝にも、毎週通っています。そのほか、コンサートや美術館、認知症に関する講演会などに出かけることもあります。

ただし、予定を入れすぎると、疲れてその後の反動が大きく、体調を崩してしまいます。そのことを人にも伝えて、断るときは断り、自分なりのペースを守るようにしています。

生活費は、障害年金（二級）の月一〇万円ちょっとと、これまでの蓄えです。けっこう赤字です（笑）。

無理をせずに、楽しいことをやって過ごすことを大切にしています。

生活上の不便とその対策

認知症になってしばらくは、だんだん増えていく困りごとや不便なことにとまどい、混乱してパニックになってしまったり、できなくなっていくことばかりを気にして落ち込んだりしていました。

でも、「できなくなったことを悩むより、自分のできることを見つけて楽しく暮らそう」と思い直してから、ずいぶんと気が楽になり、ひとつひとつ自分なりの工夫を重ねてきました。

大事な物をなくしたり、時間や場所がわからずにヒヤリとしたりすることは日常茶飯事ですが、そうした場面をどうすればしのげるか。

現在の私の不便なこと、そして、それらに対する自分なりの工夫を書き出してみました。順番にご紹介します（一〇二〜一〇三ページの表も参照のこと）。

「昨日のことを覚えていない」ことに対する工夫

記憶障害があることがいちばんの不便ですが、そのなかでも、「昨日のことを覚えていない」というのが、とくに困ります。何をしたかを思い出そうとしても、どうしても思い出せないのです。

不安になって、ノートや手帳に書いたり、紙にメモしたりしましたが、それらをよく失くしてしまい、探そうとしても見つけられず、どうしたらよいかわからなくなることもありました。

そこで私は、パソコンで日記をつけることにしました。すぐ忘れても、パソコンに日々の記録が残っているので安心です。

「日記を必ずつけなければ」と気負わずに、忘れても大丈夫なように、安心材料として、少しでもいいので、できるだけ毎日書くようにしています。記録を残しておくと、人に会うときや、受診のときにも役立ちます。

ＩＣレコーダーも、記録のためには便利で、愛用しています。

私はもともとシステムエンジニアでしたから、長くパソコンを使っており、認知症になってもまだ使えます。これからは私のように、パソコンを使える人が多くなってくるはずです。

また、パソコンを使ったことのない人や高齢の人で、認知症になってからパソコンを覚えたという人が、私のまわりには多くいます。

私自身も、携帯電話（ドコモのらくらくホン）やタブレット端末（ｉＰａｄ）の操作は、認知症になってから覚えました。

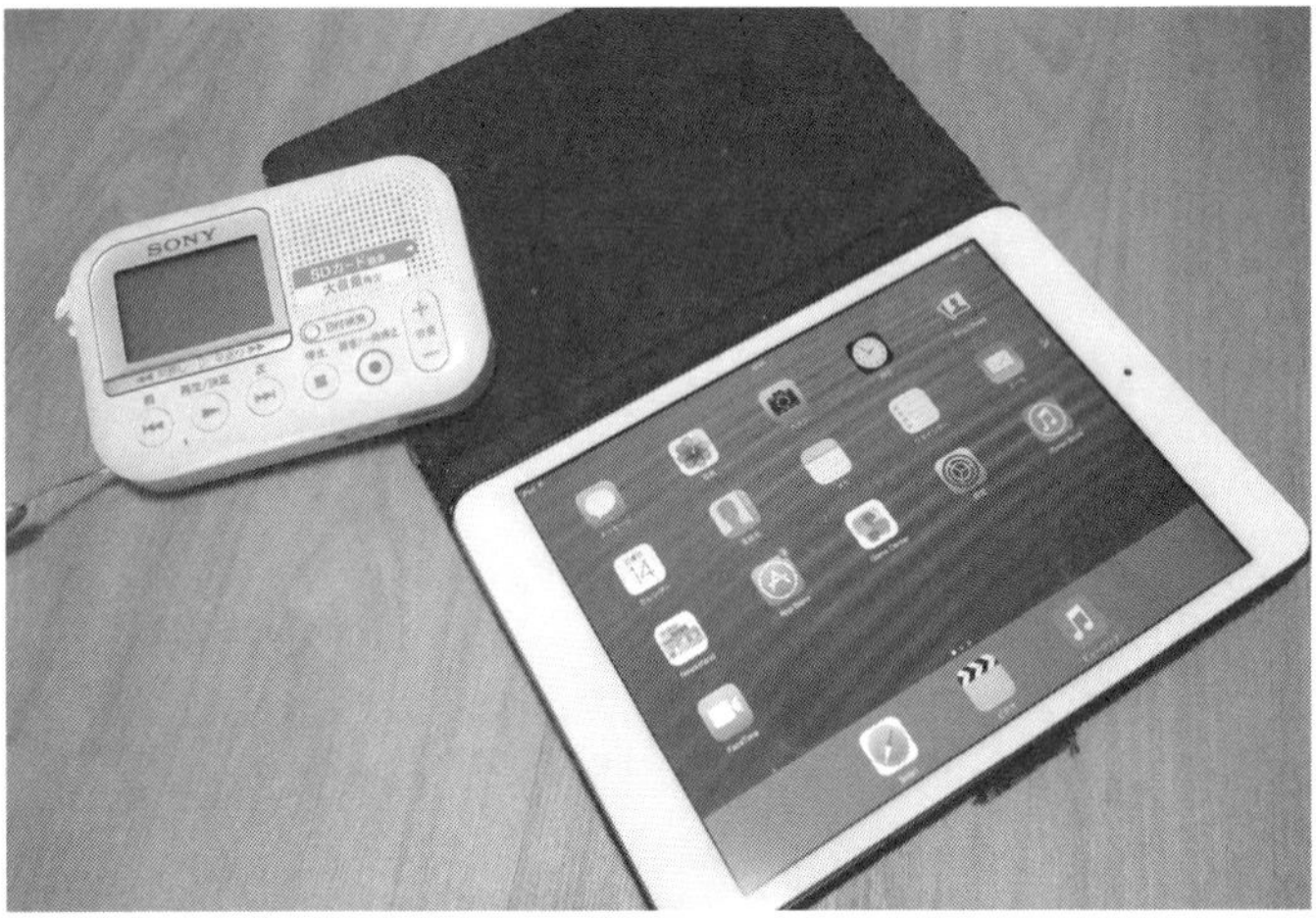

愛用の iPad と IC レコーダー

ただし、最初の設定は自分ではできないので、弟にやってもらいました。設定については、ほかの人の力を借りるというのが秘訣《ひけつ》ではないかと思います。まずは人に頼って、それから機械に頼ればいいのです。

認知症になった人は、パソコン、またはタブレット端末の単純な機能だけでいいので、操作をできるだけ早い時期に習うと、とても役立つのではないでしょうか。新しいことに挑戦するのは、きっと脳にもいいはずです。

何回でも教えてもらって、毎日使うことが大切です。

「予定や約束がわからなくなる」ことに対する工夫

朝、目が覚めて、その日の予定がわからないことがとても不便です。約束をよく忘れます。今日、何をしていいかわからないと、朝から不安になります。

認知症でない人は、カレンダーにたくさん予定を書いても、無意識に、いま自分に必要な情報だけを見つけ出すことができますが、認知症になるとそれが難しくなるのです。

それで、パソコンのスケジュール管理ソフト（グーグルカレンダー）を使って、スケジュール管理をするようになりました。予定が入ると、スケジュールを書き込みます。

認知症になると、日付や曜日がわからなくなります。手書きのスケジュール帳だと、予定が書いてあっても、その予定が今日なのかどうかがわからない、ということが起こりますが、グーグルカレンダーだと、画面に今日の日付が表示されるので便利です。

私は毎朝、起きるとまずそれを見て、その日におこなうことを確認します。ただし、入力自体は、信頼できる人に頼んでいます。自分で入力すると、勘違いで間違える可能性があるからです。こうすれば、同じ時間にダブって予定を入れるというようなことも防げます。

それから、約束の日が近づいてくると、それを知らせるポップが立ち上がるように設定してあります。

どうしても忘れてはいけない外出の予定は、前日にインターネットで出発時刻や電車の経路を調べて、プリントアウトして、いちばん目立つところに貼っておきます。

認知症の人は、記憶そのものをなくしたように見えるかもしれませんが、そうではなく、記憶の箱から記憶を取り出す鍵をなくしただけなのです。

パソコンが、私の外付けの記憶装置の働きをしてくれます。パソコンに入れておくことで、なにか予定や約束を忘れているのではないか、という不安がずいぶんやわらぎ、安心して一日を過ごせるようになりました。

あとは、一日の予定をひとつだけに絞り、ふたつ以上入れないようにしています。認知症になると、とにかく疲れやすくなります。とくに、知らない人のなかにいると、非常に疲れる。

一日に予定がひとつなら、そのことに集中できます。

人と約束するときは、「電話ではなくメールで送ってください」と頼むようにしています。電話だと、話したことを覚えていられないのですが、メールな

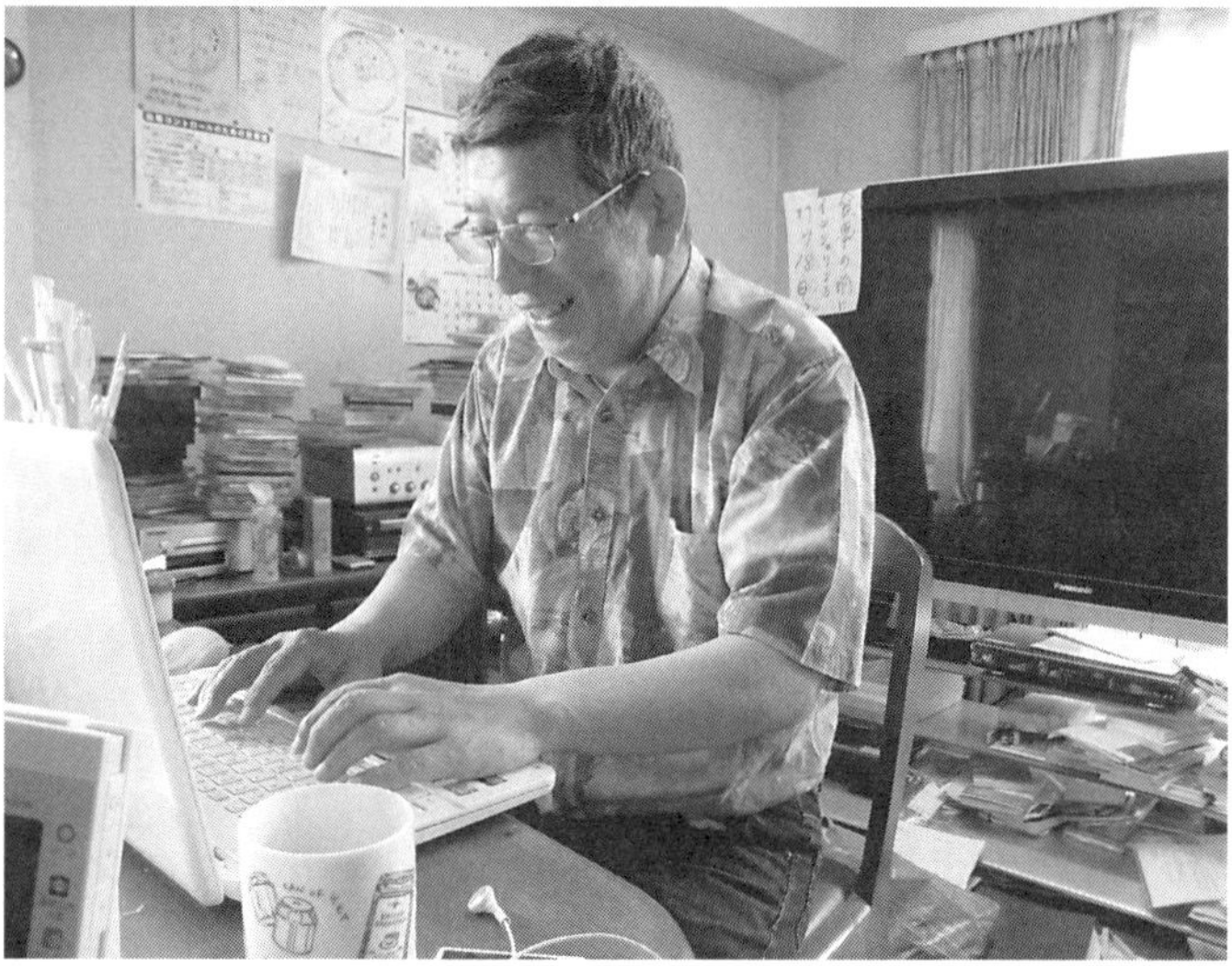

パソコンは外付けの記録装置

ら何度も見直せます。

ですから、携帯電話のメールもよく使います。携帯は曜日、日付の確認にも重宝しています。

「予定の時間が飛んでしまう」ことに対する工夫

認知症になる前にくらべると、時間が経つのがすごく速く感じます。なぜかはわからないのですが、あっという間に時間が経ってしまうのです。

普通の人は、時間を気にしながら行動できます。でも、認知症になると、それが難しくなり、時間のことをつい忘れてしまいます。

たとえば、一一時に病院に行く予定があるのに、出かける前に本を読んでいたり、なにかおもしろいテレビをやっていたり、電話がかかってきたりすると、病院に行くことを忘れてしまうことがあります。

そのための対策として、まず、部屋の目立つ場所に大きな時計をかけて、すぐに時刻がわかるようにしています。

それから、朝パソコンで予定を確認したときに、あとでその時間がわかるように、携帯電話のアラームをセットしておきます。

予定の一時間前にアラームが鳴ったら、音楽などを聴いてリラックスするようにしています。そして、出かける三〇分前になったら、いままでやっていたことをやめて、出かける準備をするのです。

出かける一〇分前にも、もう一度アラームが鳴るように設定しておきます。そうすれば、予定の時刻にきちんと家を出ることができます。

大事な予定のときは、出かける時間になったらだれかに電話をしてもらうなど、遅刻して困らないように、また、相手に失礼がないように、その時々で工夫しています。

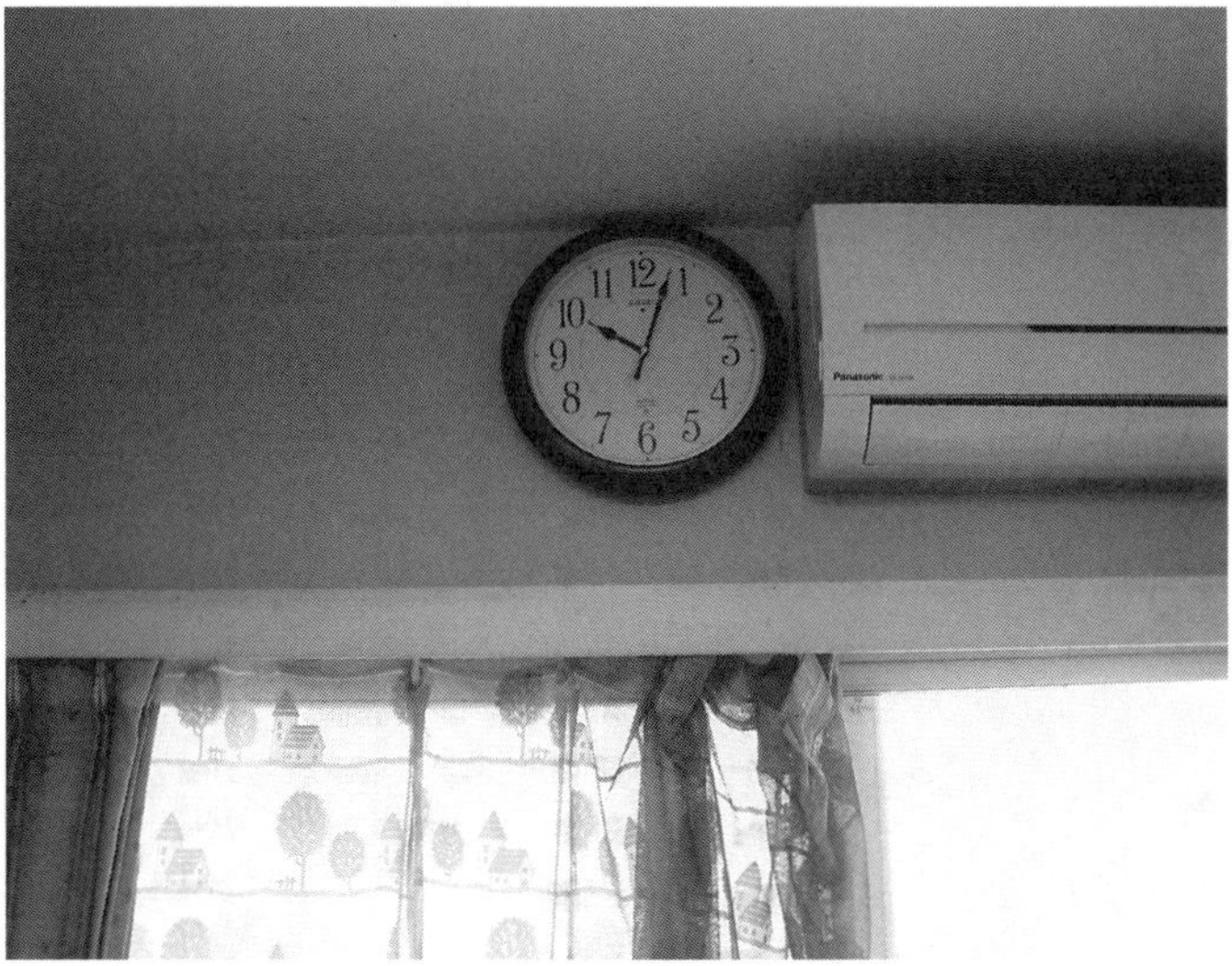

大きな時計を目立つ場所に

「睡眠時間の乱れ」に対する工夫

ここまでお話ししてきたように、認知症になってから、時間の感覚が低下してしまいました。

これは、目覚めにも関係しています。朝四時に起きてしまったり、反対に昼の一二時まで寝てしまったりすることがよくあります。

睡眠時間の把握は健康管理のうえで大切ですから、毎日、起きた時間と寝た時間、睡眠時間をパソコンに入力しています。起きた時間が、その日の体調の良し悪しの目安になっています。

また、朝起きた時間がわからないというときには、携帯電話で時計をパチッと撮っておけばいいというのを、ほかの認知症の人から教えてもらいました。

体調が悪くなったときに、自分の顔の写真を携帯電話で撮れば、そのときの表情も時刻も記録されて、便利です。病院へ行くときなど、いつから体調が悪かったかを、医師に正確に伝えることができます。

認知症になってから、体調の良いときと悪いときの差が激しくなりました。だからこそ、睡眠時間をしっかり管理して、体調を維持することが欠かせません。

「音に過敏である」ことに対する工夫

身のまわりの音や、人の話し声が非常にうるさく感じられ、そのせいで疲れやすくなっています。体調不良を起こすと、耳鳴りが激しくなります。また、持続力、集中力、注意力が低下していきます。

耳栓をしたり、好きな音楽をイヤホンで聴いたりしながら、ストレスをやわらげています。ただし、外の音が聞こえなくても、危なくない場所に限ってですが。

音をまったく受けつけないこともあります。音がうるさくて、外出や外食に出ることができなかった時期もあります。

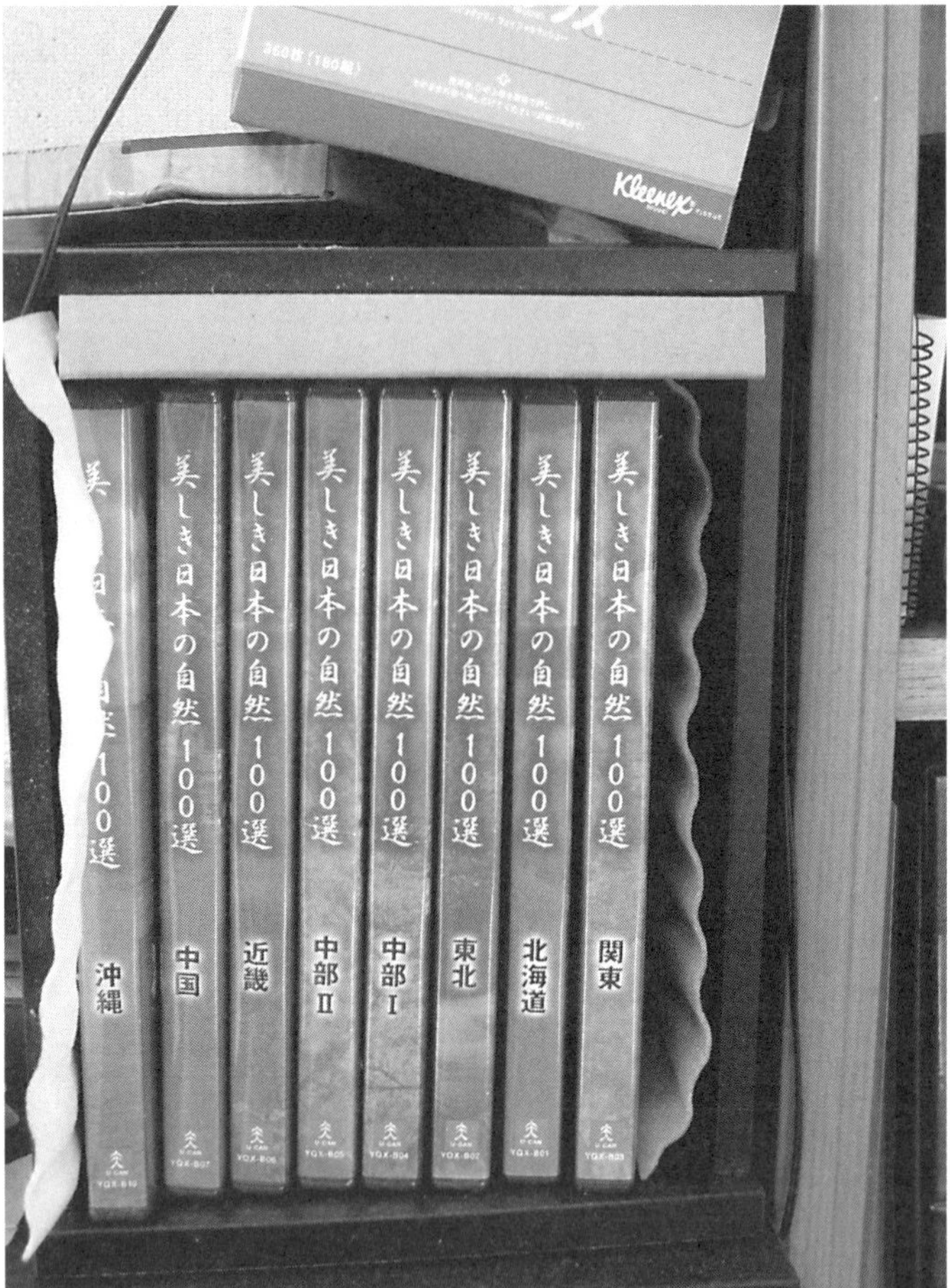

音を消しても楽しめるDVDを

そうした場合は、無理をせず、外出するのを控えました。美しい風景を写したＤＶＤを、音を消して見て過ごして、平静を取り戻したこともあります。

好きな写真集や絵本などを見て過ごすと落ち着いてくるので、それらをすぐ手を伸ばせるところに用意しておくといいです。私にとっては、聖書も大事な一冊です。

「薬の飲み忘れ」に対する工夫

体調が悪くなると、薬の飲み忘れが多くなります。

「お薬カレンダー」に薬をセットして、そのつど飲んだかどうか、目で確認する習慣をつけています。

ちなみに、いま私が飲んでいる認知症の薬はメマリー（商品名。一般名はメマンチン塩酸塩）です。以前はアリセプト（商品名。一般名はドネペジル塩酸塩）を服用していましたが、耳が敏感になりすぎるなど、副作用が強く出たのでやめました。

二〇〇九年の秋からは、持病の糖尿病のために、一日三回、インスリンの注射もおこなっています。食事の前にインスリンを打つのを忘れないように、携帯電話のメッセージ機能を使います。

さらに、注射針はお薬カレンダーに入れておき、そこに針があればまだ打っていない、なかったらすでに打ったと、わかるようにしています。

忘れるのを防ぐには、何重もの対策をほどこすと安心です。

自分が使いやすい投薬管理ケースも、薬局に行き、飲み忘れで困っていることを細かく説明して、購入することができました。

「探し物」に対する工夫

整理整頓ができなくなり、探し物をしている時間が多くなっています。

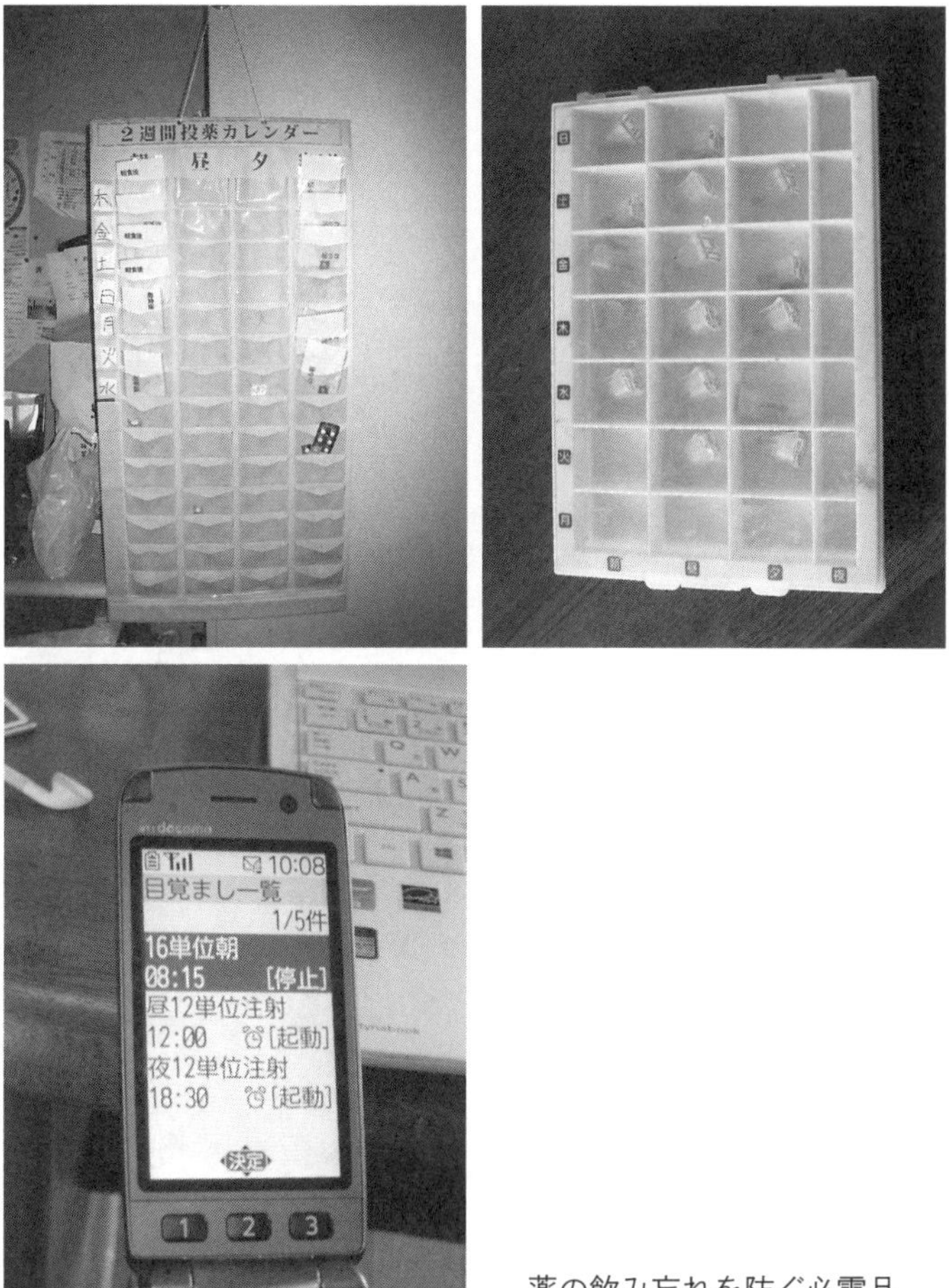

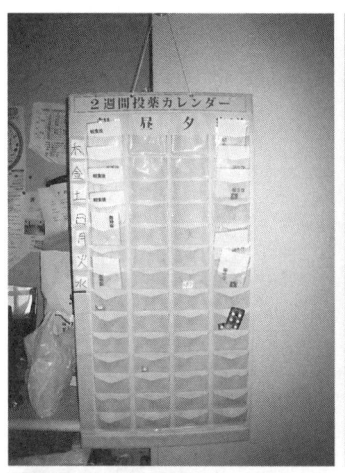

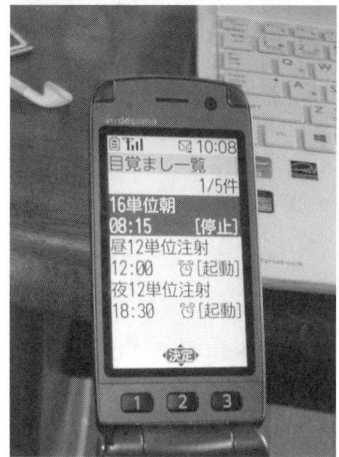

薬の飲み忘れを防ぐ必需品

探している間に、何を探しているのかがわからなくなることもあります。認知症について、「物盗られ妄想」がよく言われますが、あれは、「ここに置いたのは間違いない」と思ってしまうからなんですね。自分が別のところに置いたという意識がないのです。

私は、しまい忘れが多いので、外から帰ったら、家の鍵、財布、携帯電話などの「外出セット」を、定位置に置くようにしています。バラバラにしまうのではなく、よく目につくところに、まとめて置いておくのがポイントです。テレビやクーラーのリモコンも、定位置へ置くようにしています。夏場、クーラーのリモコンが見つからず、とても困ったことがありました。定位置に戻すことを、つねに心がけています。

毎日使うｉＰａｄは、定時にアラームが鳴るように設定しているので、その音でどこにあるのかを確かめることができます。

それから、請求書はなくすと困るもののひとつです。請求書をどこかにしまい忘れて、電話などを止められることがあります。

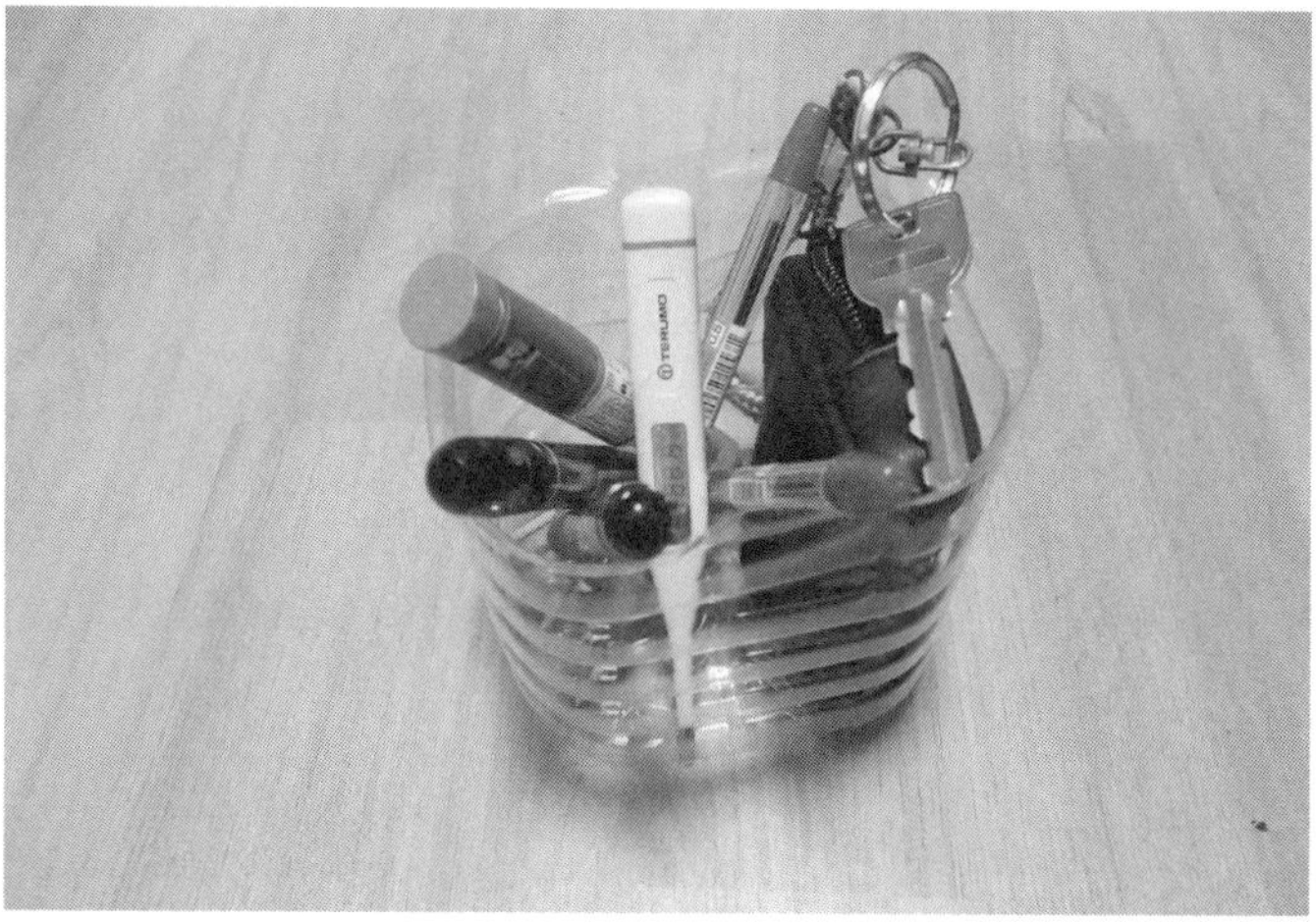

大事なものはまとめてひとつにしておく

請求書は、一カ所にまとめておき、すぐに支払いに行きます。

いらないものは思いきって処分し、新しいものもあまり買わないようにしています。たくさん持っていると、必要なものを探し出すのに時間がかかり、すぐに見つけられないことが多いので。

そして、探している物が見つからなくても、あせらずに、そのままにしておく「割り切り」も大事です。あとから、思わぬところから出てくることも多いですからね。

「同時に複数のことができない」ことに対する工夫

いくつかのことを並行しておこなったり、複数のものに注意を向けたりするのが、すごく苦手です。認知症でない人は、無意識にいくつかのことを並行してやっていますが、私たちには、それが難しいのです。

しかし、こうした状況は、普段の生活のなかで無数にあります。

たとえば、料理は何かを煮ながら野菜を切ったりしなければいけませんよね。私はもともとほとんど料理をしませんので心配いりませんが、これが難しい。音楽を聴きながらパソコンのメールを打つとか、テレビを見ながらごはんを食べるのもそうです。番組の内容も頭に入ってこないし、ごはんの味もわからなくなる。

認知症の人の施設などでは、よく食堂でテレビがついていたりしますが、ごはんを残す人が多いのは、このためではないでしょうか。きっと、食べることに集中できないのです。

やっぱりごはんは、ゆっくりと味わいたいので、私はテレビを消して食べるようにしています。

それから最近、お風呂のお湯はりをしながらテレビを見ていたら、それに気を取られてしまい、お風呂のことをすっかり忘れてしまったことがありました。お湯は一定の量になれば止まるようになっているので、あふれてしまうことはないのですが、お風呂のことを思い出したのは、次の日の朝でした。

電子レンジでお惣菜を温めていたにもかかわらず忘れてしまって、数日後にレンジを使おうとして、開けたときにそれに気がつく、なんていうこともあります。

記憶力が低下しているからというのもありますが、ほかのことに気を取られると、覚えておくべきことをすぐに忘れてしまうのです。

とくに、それが視界から消えてしまう場合は、かなりの注意が必要です。視界から消えるということは、私たちにとっては、頭の中からも消えるということなのです。

おかしいようですが、お湯をためながらお風呂に入るというような工夫も、ひとつでしょうね。

でも、お風呂や電子レンジならまだいいのです。火を使うときは、絶対にほかのことはしません。お湯を沸かしたりするときは、沸騰して火を消すまで、ガス台の前でじっと見て、その場を離れないこと。電話が鳴ったり、訪問者が来たりしても、私は出ません。火事になると大変ですから。

あと、ひとつのことにしか注意を向けられないということでいえば、メモなんかもそうです。

たとえば、机にメモが五〜六枚貼ってあったとします。真ん中の一枚には注意を向けられるのですが、まわりの四〜五枚は認識しにくい。視野が狭くなるというのとはちょっと違って、四〜五枚のメモは、絵画の風景のように、背景に溶けこんでしまう感じです。

以前、私の家のリビングの壁には、大事なことを忘れないように、いろんな手紙やFAXを貼り付けてありました。でも、多すぎて、メモがメモの役目を果たさなくなりました。

ある講習会で、「カレンダーに記録するのは三つだけ」というのを覚えました。項目が三つくらいまではパッと読み取れるのですが、それ以上になると文字が文字でなくなって、ただ何かが書いてあるだけになってしまう。そこが認知症の人とそうでない人の違いだと思います。

結局、すべてのことに関してそうなんですね。ひとつのことに集中すれば、いろいろなことがある程度できますが、複数のことを同時に進行させるのは難しいし、ものすごいエネルギーが必要です。

いま、メモは最小限度にとどめています。そして、用事が終わったメモはすぐに破棄します。そうしないと、あとで終わったかどうかが認識できずに、不安の種になるからです。

人と会って話すときの工夫

同時にふたつのことができないのは、人と会って話すときも同じです。

一対一ならいいのですが、相手が三人とか四人になると、会話についていくのが大変です。

一人が話す内容だけなら、意識を集中させることができるのです。でも、話す相手が次々と替わったり、二人がいっぺんにしゃべったりすると、もうだめです。

喫茶店や飲食店など、まわりがうるさい状況だとなおさらです。

それで私は、できるだけ一対一で話せるように、「二人一緒には話さないでください」とお願いします。ほかの人に待ってもらえれば、私も会話を楽しむことができます。

それから、会話の途中で割り込みが入ると、元の話題に戻れなくなって、何を話していたのかがわからなくなるので、それもやめてもらいます。

相手と落ち着いて話せるように、あらかじめ静かなところを探しておくのがいいですね。うるさいときは、遠慮しないで席や店を替えます。

ついたてや仕切りのあるところ、たとえば、窓際のはじっこの席などが理想です。

ファミレスなどには、最初から行きません。ガヤガヤしているし、あの「ピンポーン」という呼び出し音が苦手です。音楽がうるさいところも、避けたいですね。

私は、「人と会うときはこのお店」というのを、いくつか決めています。各

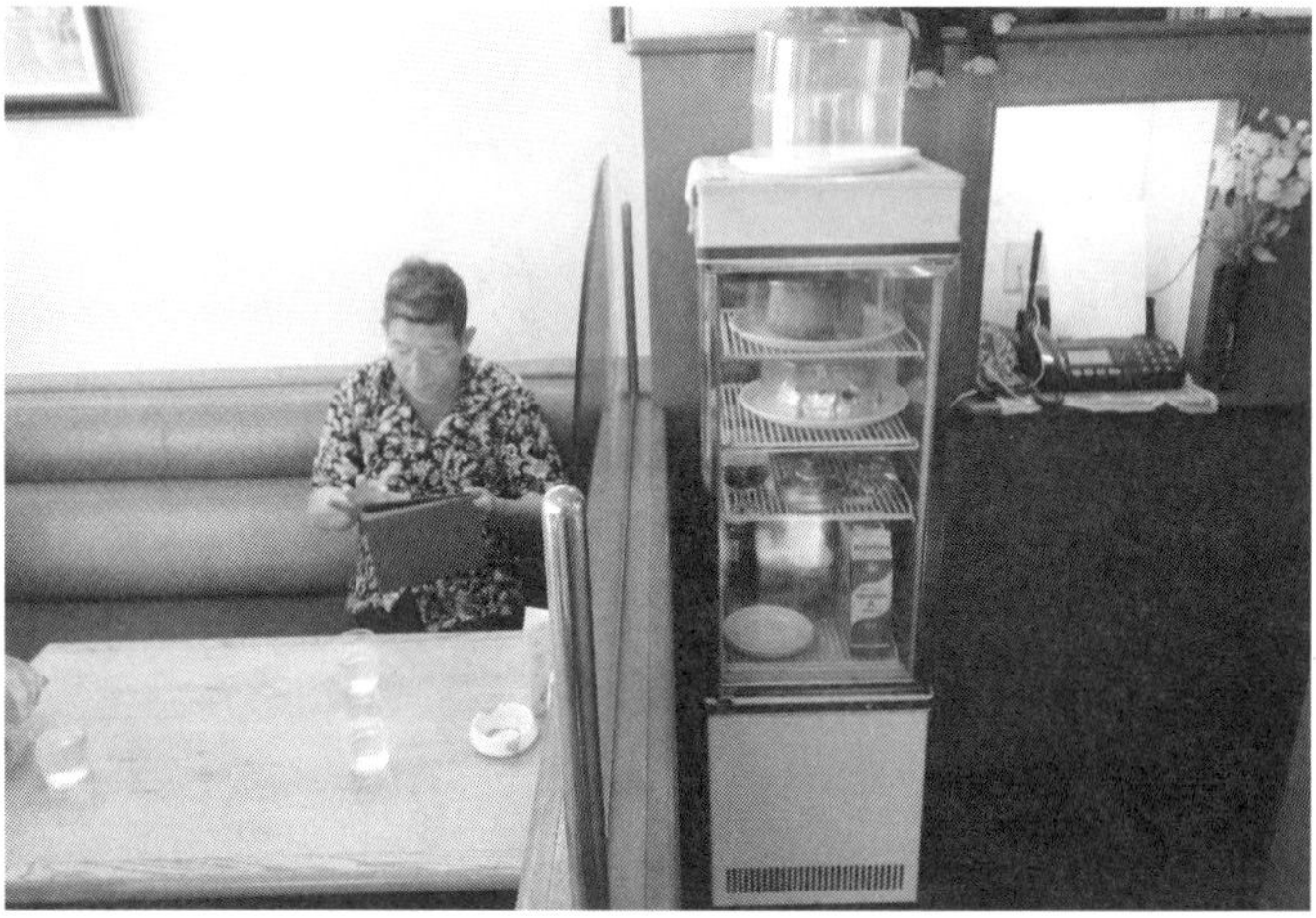

角の席がおすすめ

地域に、認知症の人に優しい、安心して利用できるお店のマップがあるといいなあと思っています。

あと、会った人の顔や名前を忘れないように、iPadや携帯電話で写真を撮らせてもらって、その人の名前を入れて保存しています。電話が鳴ったときも、その人の写真が出るようにしています。

登録されていない番号からの電話には出ません。怖いですからね（笑）。

外出するときの工夫

まず、外へ行くときに必ず持って出るのが、財布、家の鍵、携帯電話です。見つからないとすごく困るので、家では定位置に置くようにしていますが、それでもときどき見つからなくて、探すはめになります。

財布が見つからないときのために、お金は余分に別のところにも置いています。それと、当たり前ですが、財布にはお金が入っていなくてはいけません。

携帯電話は、家の固定電話から自分でかけてみて鳴らせばいいのですが、鍵はなかなか見つからないことがあります。ストラップなどで携帯電話に付けたり、予備を用意しておくようにします。

家の鍵をかけたら、鍵がかかっているかを二、三回指差し確認して、鍵をかけたことを意識にのぼらせてから出かけるようにしています。

私の場合、いまのところ、いつも通っている場所へ行く道で迷うことはありません。

ただ、この前、二十年来使っている駅前のスーパーで、エスカレーターから降りて右の出口に向かうところを左に行ってしまい、とまどってしまいました。

また、気をつけなければいけないのは、どこに行こうとしていたかを忘れてしまうことがある、ということです。

お昼に焼魚定食を食べたいと思って出かけたのに、駅前に着いたら、何を食べたかったのか忘れてしまったり。まあ、昼ごはんが変更になったからといって、別にどうってことはありませんが（笑）。

初めて訪れる場所では、道に迷うことはしょっちゅうです。方向感覚が低下しているので、同じところを何度もぐるぐる回ったり、まったく反対の方向に向かったりしているということもあります。

一本道や、ひとつふたつ角を曲がるくらいならいいのですが、道順が複雑になると、もうだめです。歩いて一〇分、一五分かかるような新しいところは、一人では無理です。

来た道を戻るのも、すごく苦手です。来た道を引き返すには、景色や目印を覚えておくという記憶力が必要ですから。

それと、地下街や夜の道も困ることが多い。地下も夜も、見当をつけるものや情報量が少なくなるので、道を一本でも間違えたりしてしまうと、元に戻ることができず、パニックになってしまいます。

記憶障害があるので、「ふたつめの信号を右に折れる」とか、「みずほ銀行のある十字路を左に曲がる」といったことを覚えておくのには限界があります。

事前にメモを用意しておけばいいと思われるかもしれませんが、そういう準備はけっこう面倒くさく、なかなかできないものです。

そのため、初めてのところへの外出では、以前は地図とコンパスが必需品でした。

たとえば、東京駅から歩いて五分のお店に行くとすると、駅の改札を出たら、コンパスを使って地図の北に合わせてから歩きだします。ただ、複雑な経路やごちゃごちゃした地図だと役に立たないこともあります。

携帯電話のナビの使い方を教わり覚えましたが、このころのナビは詰めが甘かった。「目的地付近になりましたので終了します」ですから……。そう言われても、そこからが大変だったりします（笑）。

でも、これも、自分のいる位置が把握できていたから可能だった工夫です。いまは、それが難しくなってきました。初めての場所に行くときは、だれか一緒に行ってくれる人を探して、案内を頼むしかありません。

外出に関してほかに困ることは、とにかく疲れることです。

普通なら考えごとをしていても、赤信号が目に入れば、横断歩道の前で止まりますよね？　そんな簡単なことが、認知症になってからは難しくなって、注意を払っていないと、赤でも横断してしまうのです。

認知症の人の場合、街を歩きながら、人ごみを避けながら、信号に注意しながら、目的の建物を探しながら……などということを複数同時におこなうのは、とても困難で疲れるのです。

階段の昇り降りも苦手で、一歩をどれくらい踏み出したらよいのかわからなくなります。同じように、エスカレーターもどのタイミングで踏み出したらよいのかわかりません。意識して注意しないと、階段を踏み外しそうで、とくに降りるときに緊張します。

電車で移動するときは、乗ってから正しい電車に乗り込んだか不安になることがあります。アナウンスを聞き逃してしまって、降りるはずの駅で降りられなかったり、乗り換えの番線がわからなかったりすることも、困ります。

電車に乗るときは、その前日に、インターネットの「駅探《えきたん》」で到着時刻と乗り換え駅を調べておくようにしています。到着時刻がわかれば、途中の駅を気にする必要がなくなります。

降りる時間の前に、携帯電話のアラームをセットしておくこともあります。三〇分で着く場所なら、二五分にアラームをかける。移動しているときは、ほかのことを考えないようにすることも、案外大事です。

といっても、遅延が発生したときは、こんな苦労も水の泡ですけど……。

外出の際の不便が増えるようになると、出かけるのを避けがちになりますが、外出をあきらめてしまったら、どんどん世界が狭くなり、楽しみや張り合いがない毎日になってしまいます。

私は、外出をあきらめないようにしています。

初めてのところに行くときには、だれか一緒に行ってくれる人がいないか、同行してくれる人を探します。

行ってみたい公園やコンサート、会合や催し物などがあると、知り合いに電話かメールで声をかけ、そこに行きたいと思っている人、行く予定の人がいないか、探すのです。

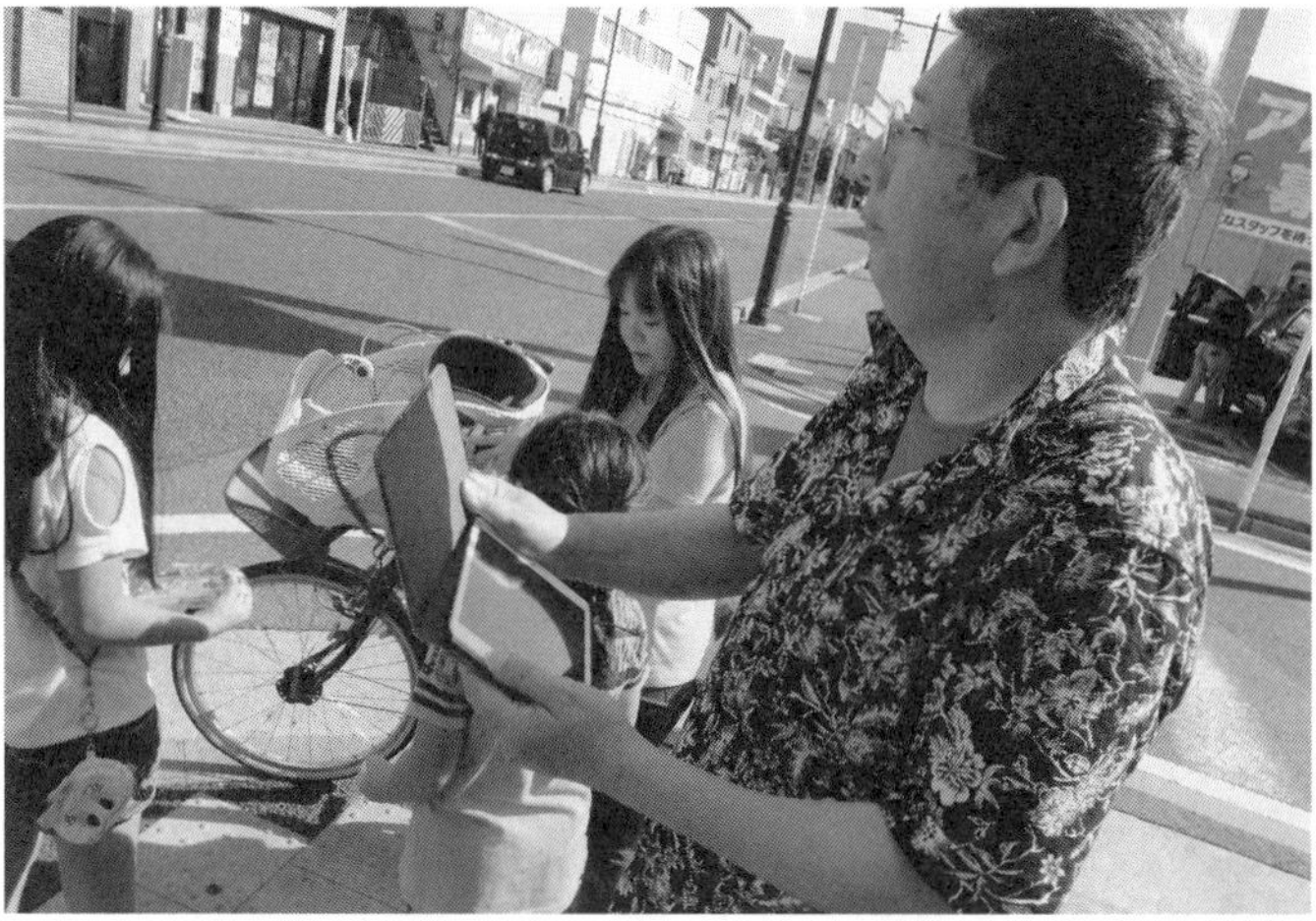

外出は大変、でもあきらめない

いままでの経験では、同行してくれる人が見つかります。その人の都合が悪い場合は、その人のつながりのある人を紹介してくれたりするので、だんだん同行してくれる知り合いが増えています。

同行してくれる人が見つかったら、自分が一人で行ける駅の改札口などで待ち合わせをして、あとは一緒なので安心です。

もっとも、相手の人にとっても初めてのところだと、その人よりも下調べをしておいた私のほうが道がなんとなくわかり、私が案内役をすることもあったりして、そんなときはおたがい大笑いです。

二〇一二年には、一人で新幹線と特急を乗り継いで函館に行く大冒険をしました。インスリン注射の針こそ忘れてしまいましたが、行く前に念入りな計画を立てたおかげで、無事、現地で友人たちに会うことができました。

外出先では、鞄やコートを忘れることがよくあります。物を置くときは目に見えるところに、とくに、出口側に置くようにしています。

そして、お店を出るときは、忘れ物がないかを必ず確認します。これはもう習慣になりました。

買い物をするときの工夫

買い物は、基本的にヘルパーさんにお願いしていますが、自分でコンビニに行ったり、スーパーで買い物をしたりすることもよくあります。

スーパーは、そこがいつも行くお店であっても、陳列棚や商品の場所が覚えられません。これは、何回行っても同じです。欲しい商品がどこに並べられているのかをいつも忘れてしまっているので、探すのに苦労します。

普通の人だったら、何度か行けば、この列にはインスタント食品、この列には日用雑貨とか、頭に入りますよね。

でも、私の場合、毎回初めて行くような感じなのです。

それに、空間や場所の把握が難しいので、何度も同じところをぐるぐる回ったり、出入口を見つけるのにも苦労することがあります。

私は、お店の人に遠慮せず、商品の場所を尋ねるようにしています。

大事なのは、効率的に買い物をしようという考えを捨てること（笑）。考え方を変えて、のんびり買い物をする。気持ちに余裕を持って、時間をかけて買い物を楽しむ。そんなふうにリラックスすると、意外にスムーズにいきます。

それから、買い物には「買い物リスト」を持っていくことが多いです。それに加えて、「買ってはいけない物リスト」も持っていきます。

冷蔵庫にまだある牛乳とか、卵とか、買い置きしてあるカミソリなんかを書いておくわけです。そうしないと、お店でついつい同じものを買ってしまうことになります。

買い物には、この両方のリストがあると便利です。

筆記用具を持っていくと、さらによいですね。かごに入れた商品は買い物リストから消して、買い忘れがないようにしています。

本屋さんに行くときなども、最近買った本のリストを事前につくって持っていくようにします。同じ本を何度も購入してしまうのを防ぐためです。

いまは、インターネット書店もあるので、これも便利です。本の題名さえわかっていればいいですから。

ただ、買い物に行く店がいくつかある場合、それはちゃんとメモに書いておかないと、一店だけ行って帰ってくることがあります。途中に、なにか興味をひかれる別のことがあったりすると、なおさらです。

最後に、お金の支払い。これが大問題です。

認知症の人は、細かいお金の計算ができない。たとえば、会計が八〇〇円のときは、五〇〇円玉一枚と一〇〇円玉三枚で払えばよいのですが、それがわからない。

レジの後ろに並んでいる人を待たせたくないという気持ちもあるので、ついついお札ばかりで払って、よく小銭がたまるのです。

私は、以前は簡単な暗算ならできていました。長谷川式スケール（認知症の診断に利用される簡易知能評価スケール）の100から7を引いていく問題は得意でしたよ（笑）。でも、いまはなるべくクレジットカードで支払うようにし

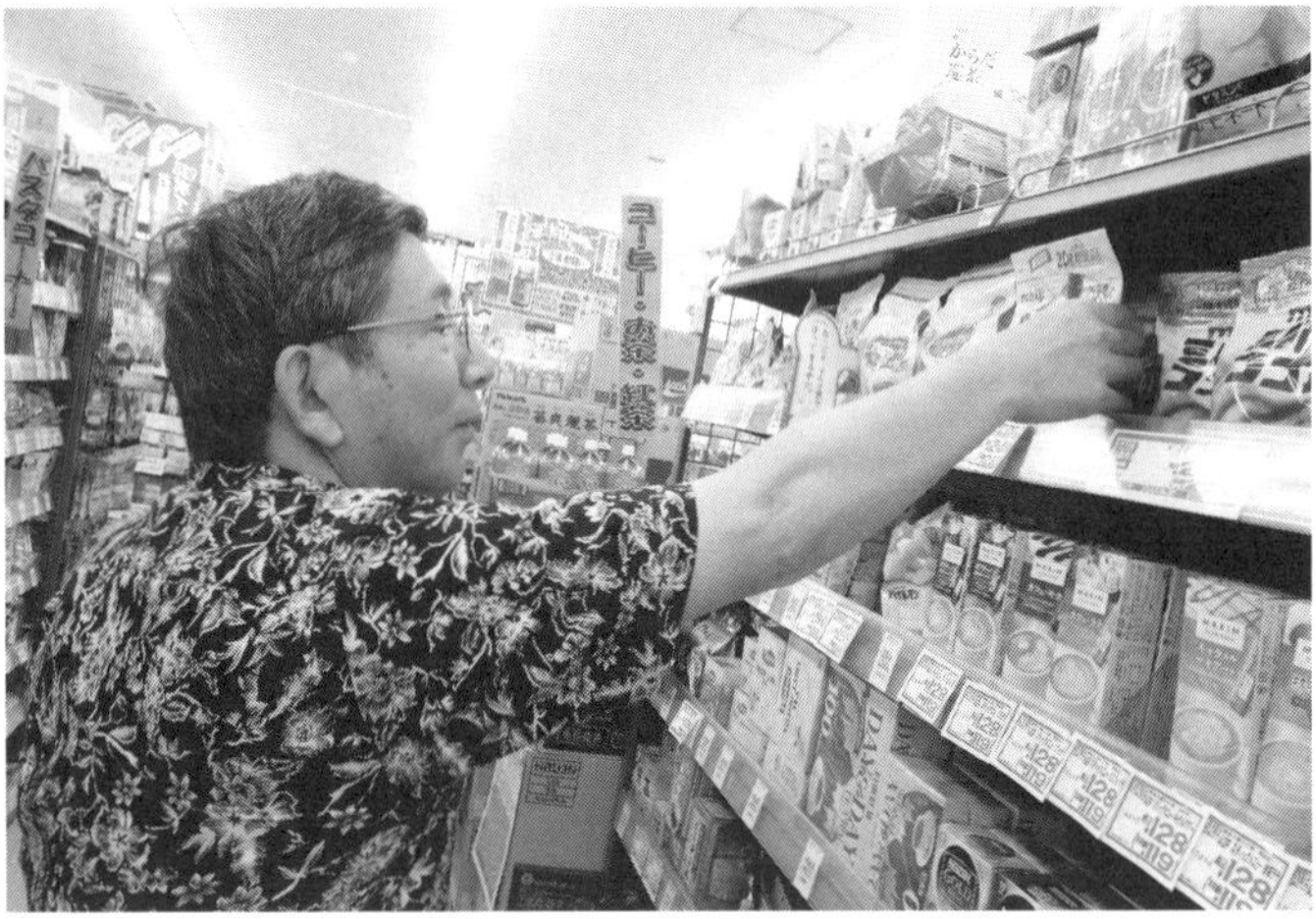

迷っても楽しめばいい

ています。

気をつけなければいけないのは、カードを必ず財布にしまうこと。カードの管理ができなくてはいけません。なくしてしまうと大変なことになります。

私は、お金は月に一回しかおろさないようにしています。現金をおろしたら、すぐに記帳して、通帳に使い道を記入します。

生活費を前半と後半とに分けて管理し、支出はパソコンに記録します。そして、前半に使い過ぎたら後半は節約する、といった工夫をしています。

楽しみ、張り合いのある暮らしを

好きな音楽のある日々

以前は、ＣＤの整理がうまくできず、あちらこちらに置いていたので、聴き

暮らしの場面	不便なこと	工　夫
薬	飲んだかどうかわからなくなる	決めて、携帯電話のアラームをセットしておく
火の使用	火を使っていることを忘れてしまう	絶対にその場を離れない
お金の管理	お金を引き出したことを忘れてしまう	お金を引き出したら、すぐに記帳する／引き出したお金の使用目的を通帳に記入する／生活費は月の前半と後半に分け、前半に使いすぎたら後半は節約する
	請求書をよく失くす	１カ所にまとめておく／すぐに支払いに行くか、はじめからクレジットカードで支払う
外　出	新しい場所に一人で行けない	同行してくれる人を探す／電車を利用する場合は、事前に経路と到着時刻を調べておく
	トイレの場所がわからない	恥ずかしがらず、人に尋ねる／付添人を頼む
買い物	同じスーパーに何回行っても商品の位置を覚えられない	短時間に効率的に買い物をしようという考えを捨てる
	買い置きしてある物を買ってしまう	「買ってはいけない物リスト」を準備する
	財布に小銭がたまる	できるだけクレジットカードで支払う

生活上の不便とその対策

暮らしの場面	不便なこと	工　夫
１日をつうじて	日付や曜日がわからない	日付と曜日が表示されている時計を買う／パソコンは日付と時間が表示されるように設定する
	昨日のことを覚えていない	パソコンで日記をつける（ノートや手帳はなくしてしまうので）
	予定や約束を忘れてしまう	パソコンでスケジュールを管理し、朝起きたら確認する／約束は１日１件とする／約束の時間に携帯電話のアラームをセットしておく
	物をよく失くす	定位置に置くようにする
	同時に複数のことができない	同時にふたつのことをしない／周囲の人に「割り込みをしないでほしい」と伝える
電　話	番号をスムーズに押すことができない	携帯電話に番号を登録する
	電話内容を忘れてしまう	大事な用件や約束はメールで連絡を取り合う
	携帯電話をどこに置いたかわからなくなる	定位置に置くように心がける／固定電話から携帯電話にかけ、呼び出し音で探す
薬	飲んだかどうかわからなくなる	お薬カレンダーに１週間分の薬をセットする／飲み忘れがないか、該当する日時の薬の有無を目で確認する／薬を飲む時間を

たい音楽がすぐに探し出せないのがとても不便でした。

いまは、音楽をパソコンに取り込み、好きな曲をいつでも聴けるように環境を整えました。こうすれば、どのCDに、どんな曲が収められているのかを覚えていられなくても、大丈夫です。

最近は、ユーチューブで検索して聴くこともあります。

『BS日本・こころの歌』（BS日テレ）は好きなテレビ番組のひとつで、録画して、見たいときに見ています。番組を簡単に録画できるレコーダーを買ったので、操作は難しくありません。

この番組に出ている、コーラスグループの「フォレスタ」がいいんです。好きな歌手は、キャンディーズとか、美空ひばりとか、由紀さおりと安田祥子《さちこ》の童謡もよく聴きます。

認知症になっても、むかし覚えた歌は案外覚えているものです。昭和の歌謡曲なら、歌えるものもありますよ。

そして、私にとって楽しみなのは、聖歌隊の合唱です。

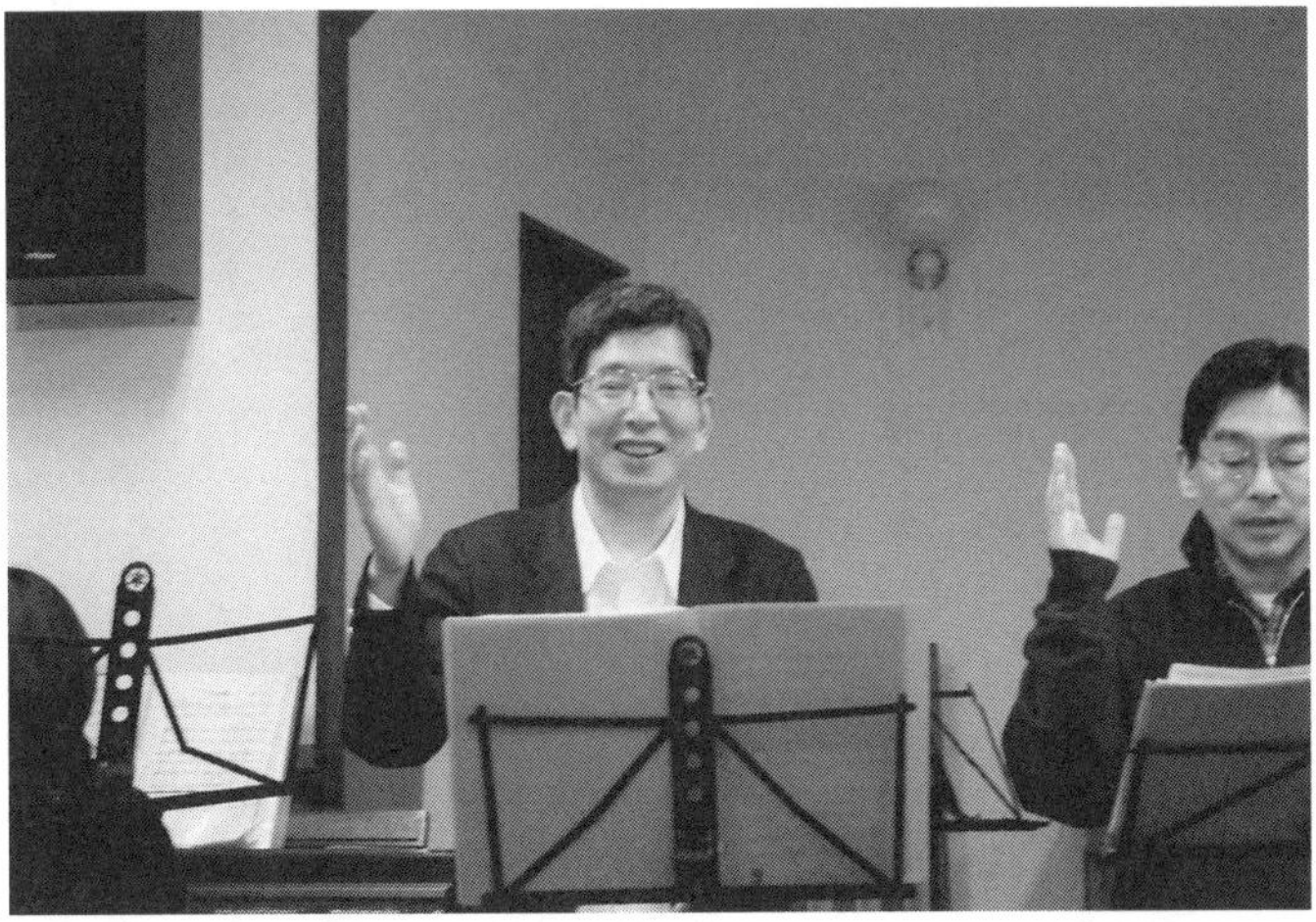

歌う、このひとときのよろこび

認知症と診断され、これからどう生きていくかを思案していたときに、ある教会員の人から、聖歌隊の讃美練習に誘われました。

私は楽譜を読めませんし、歌は小学校のころから苦手なほうでした。でも、とくに断る理由もなく、言われるままに練習に参加したら、指導してくださる方がとても親切で、すぐに練習が楽しくなりました。

音楽は、私によろこびを与えてくれますね。

趣味を持つこと

花の写真を撮るのが趣味です。

新宿御苑はいろいろな花が咲くので、一年を通してよく行きます。

それから、調布にある神代《じんだい》植物公園にはバラを、栃木の足利フラワーパークには毎年五月に大藤を見にいきます。

少し前からフェイスブックを始めたのですが、撮った写真を文章と一緒に投

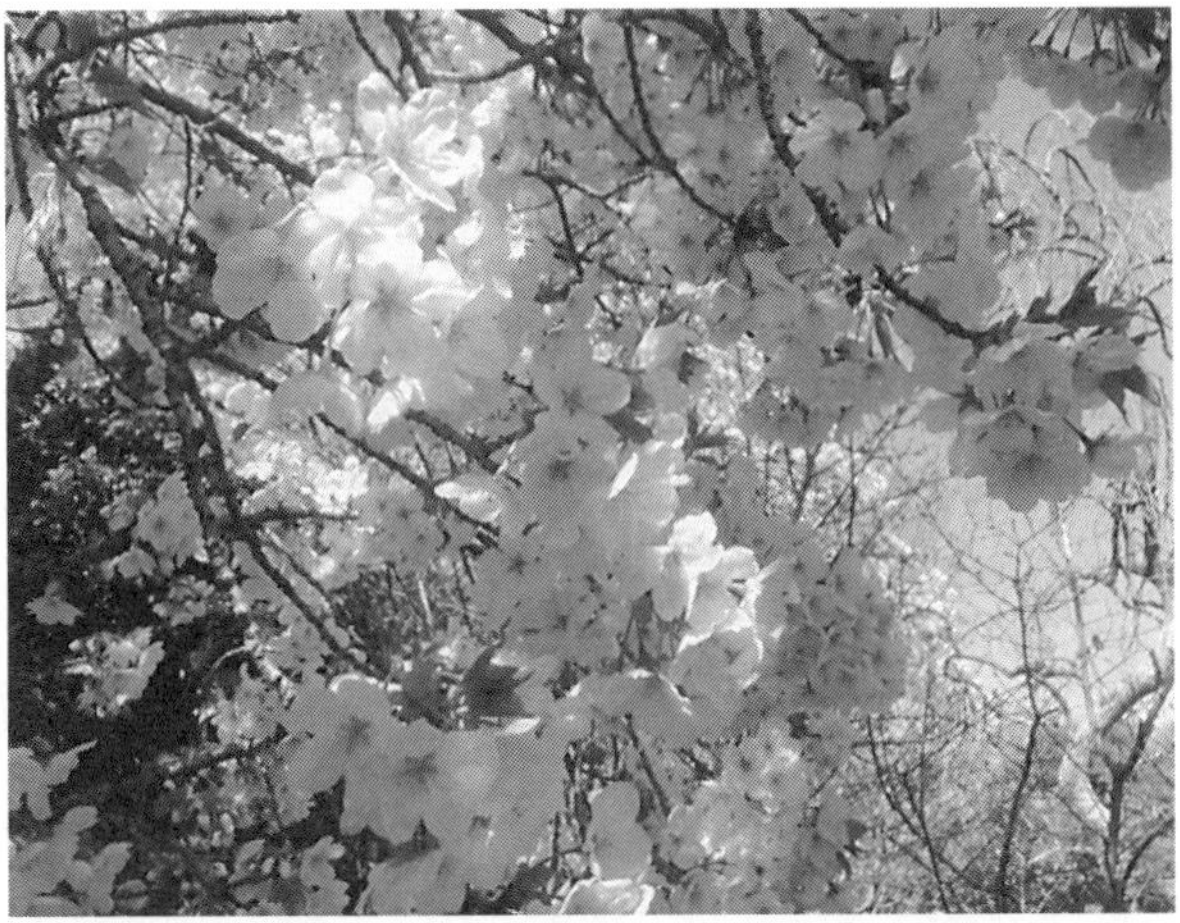

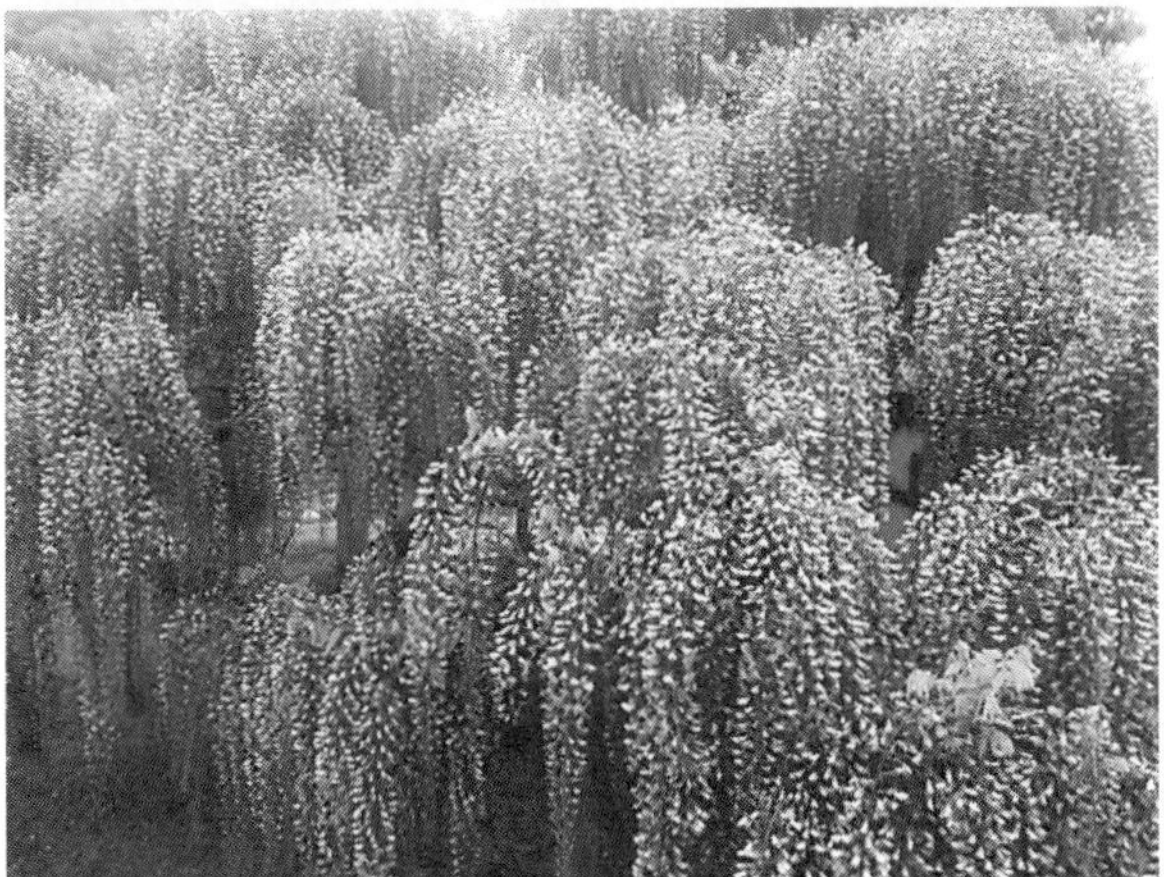

桜、藤、季節ごとの楽しみ
（撮影＝佐藤雅彦）

稿すると、「いいね！」が返ってきて、それが励みになっています。

以前、埼玉県立大学で、認知症の人のためのアートセラピー教室が月に一度おこなわれていて、通っていました。

残念ながら、いまはなくなってしまったのですが、そこで絵画や陶芸に初挑戦して、そのおもしろさを知りました。

先生がいつも、「これはみなさんの作品ですから、自由に描いてください。言われたとおりにやらなくても結構です」と言ってくれたので、とても気が楽でした。

ここでの目的は、上手に絵を描いたり陶芸をしたりすることではないんですね。とにかく楽しく時間を過ごすこと。

自分よりも認知症の症状が進んでいる方が、一生懸命に絵を描いている姿を見て、感銘を受けたりもしました。

出来上がった作品は、携帯のカメラで撮り、メールに添付して、知り合いのいろいろな人に送りました。返信が来て、その感想を読むのが、また楽しかっ

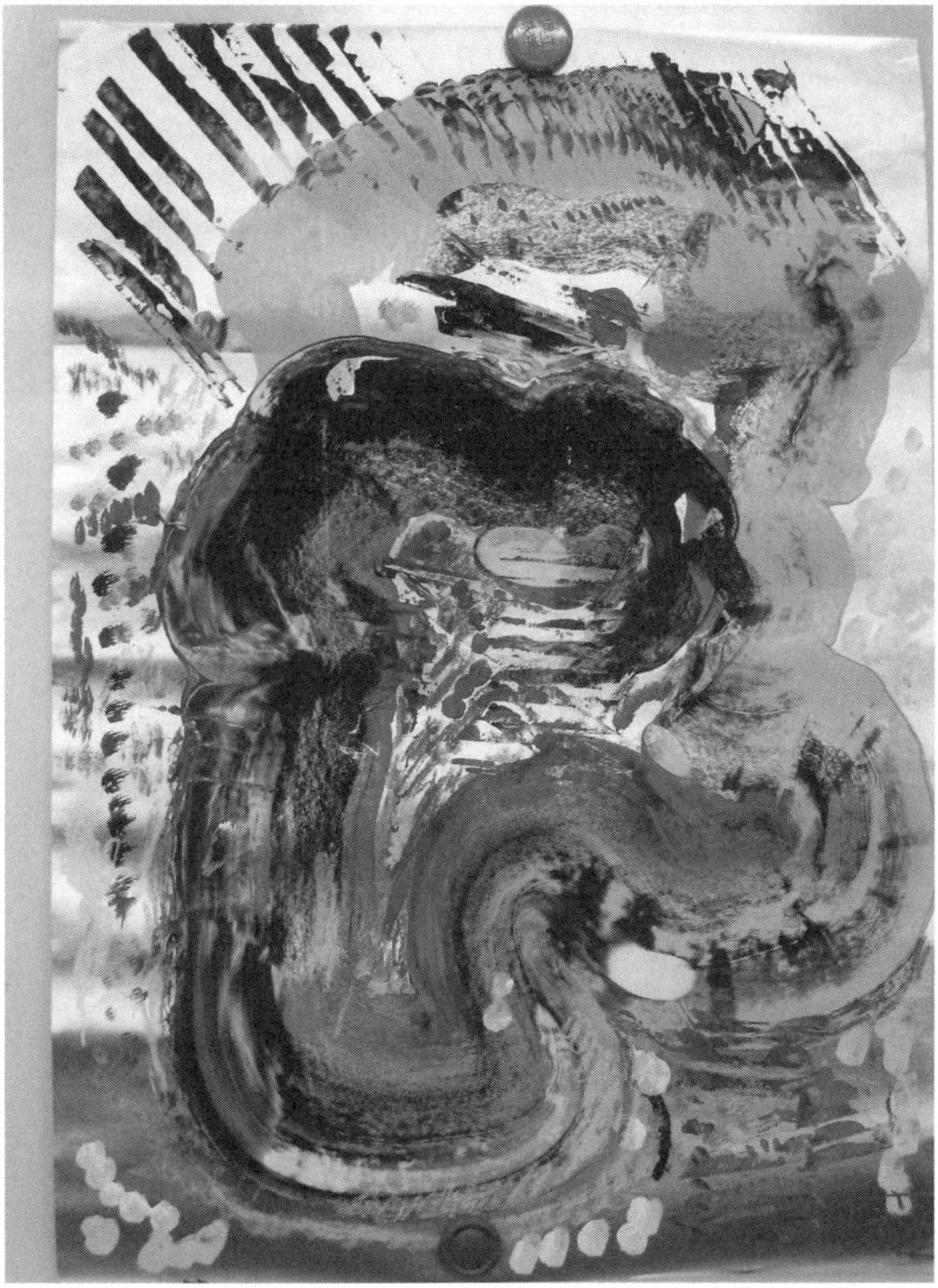

自分の好きなように、自由に描く
（絵＝佐藤雅彦）

たです。

アートセラピーのおかげで、自分の感性が豊かになりました。

美術館にも、よく行くようになりました。

六本木の国立新美術館やサントリー美術館は、障害者手帳があれば、本人と付き添い一人までが入場無料です。東京駅近くのブリジストン美術館も、半額割引があります（本人と同伴者一名まで）。

美術館に限らず、障害者割引がある施設は、少なくありません。いろいろと調べてみるといいと思います。

やっぱり、家の中に閉じこもってばかりいないで、外に出かけて、生活にうるおいを与えることが大事ですね。外出は、脳の活性化にもなります。

一緒に行ってくれる人がいれば、遠くへの旅行だって、まだまだ楽しめます。

地名や地理がなかなか覚えられないので、旅行に行ったあと、どこで何をしてきたのかをうまく人に説明できないのですが、でも、説明できないだけで、印象には残っています。

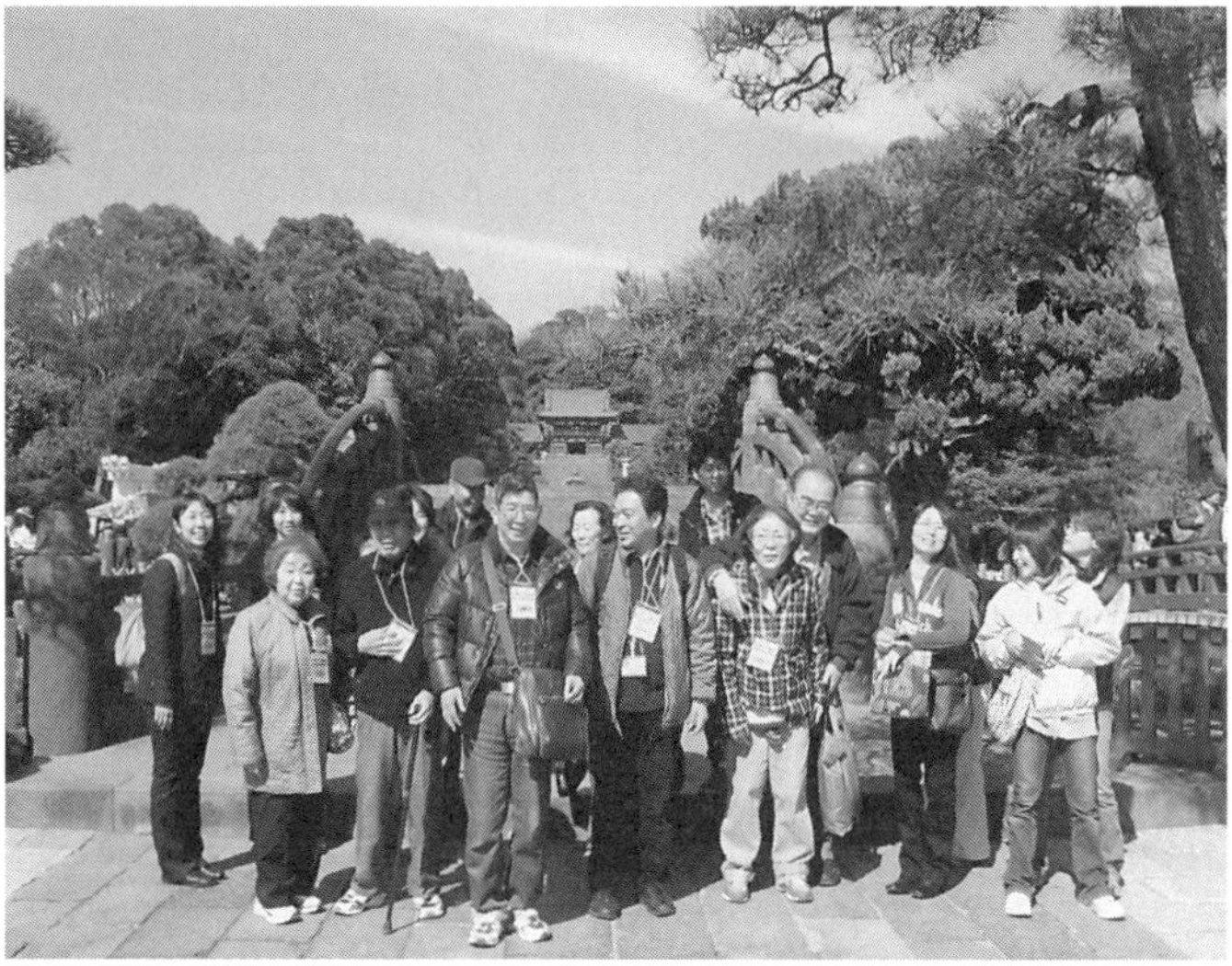

旅の思い出をつくろう
（2010 年 3 月、かまくら認知症ケア研究会の人たちと）

いまは、楽しかった感情が残るだけで十分だと感じています。

世の中の役に立つよろこび

人のお世話になる一方は、とてもつらいものです。人間が生きていくうえでのよろこびのひとつは、人のために何かをすることだと思います。

私は毎週月曜日、朝一〇時から夕方の四時まで、世界の貧困国の子どもたちを支援する民間援助団体で、ボランティアをしています。

このボランティアは退職する前からおこなっていましたが、仕事をやめてからは、定期的に事務所に出向いて、郵便物の封筒詰めなどの作業を手伝っています。

認知症になり、複雑な作業が難しくなってからは、周囲の人が私のできることを見極めて、作業を割り当ててくれています。

二〇一一年には、長年の功績に対して感謝状をいただきました。とてもうれしかったです。

あと、私は数学科を出て、中学・高校の数学の教員免許を持っていたので、あるとき市の職員から「ボランティアで数学を教えてはどうか」と提案されました。

そこで、一時期は週一回、地域の放課後教室のようなところで、学校の授業についていくのが難しい外国籍の子どもたちや、知的障害を持った子どもたちを対象に、ゆっくりゆっくり数学を教えていました。

ボランティアは、もちろんお金にはならないわけですが、こうして子どもたちに頼りにされたりすると、自分も社会に参加しているんだ、人間としての価値があるんだ、というふうに思えます。

認知症になっても、いまの私にできることをとおして、世の中の役に立つことができれば、孤立することもないし、自分に自信も出て、生きがいを感じられます。

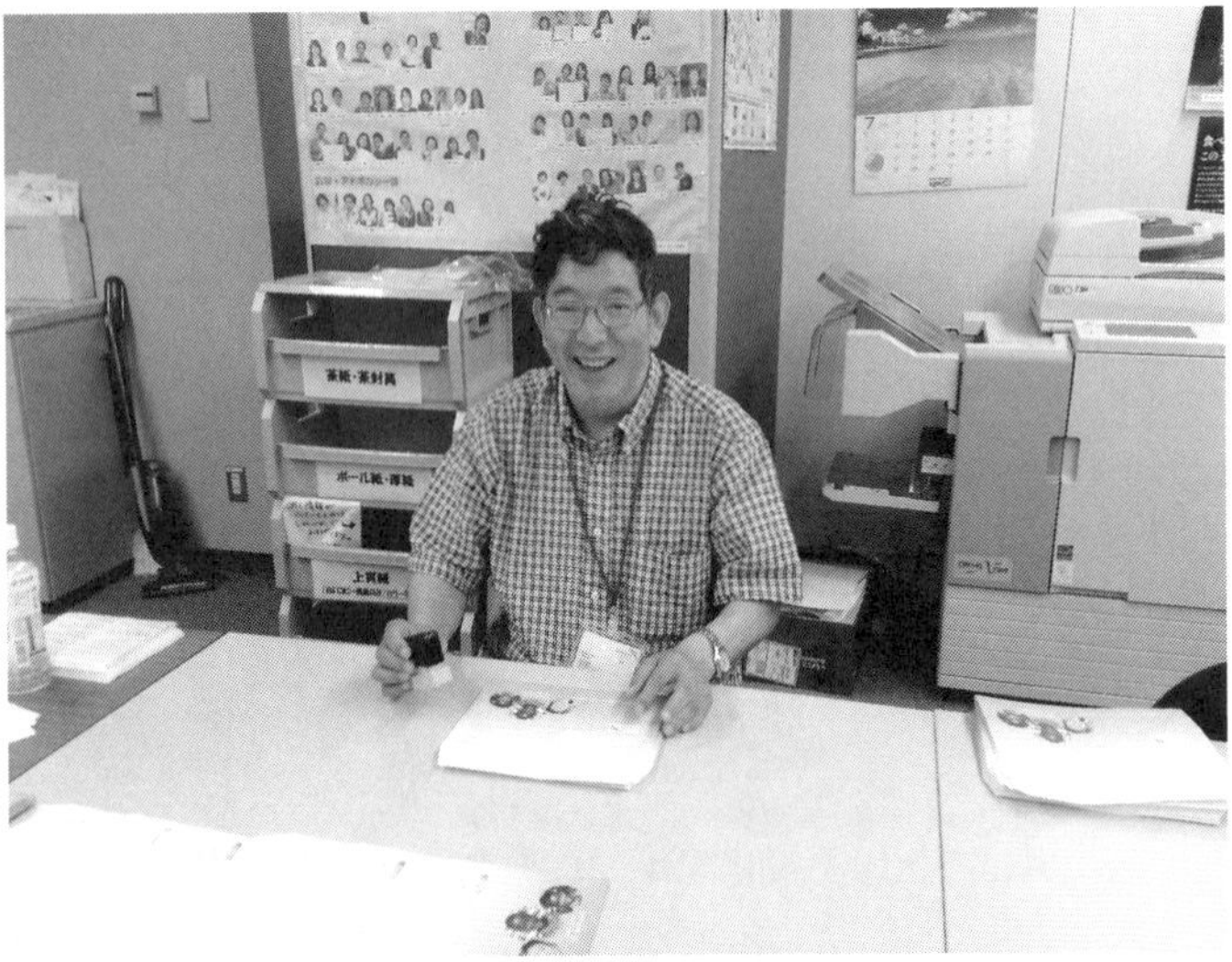

世の中のためにできることがある

何も気力がわかないときは

前向きに暮らそうとしていますが、体調の良いときと悪いときの差が激しいので、何もする気力がなくなり、一日中ボーッとしているときがあります。私の場合はまず起きられなくなります。眠いのではなくて、起きられない。起きていて、意識はあるんだけれど、起きていてもだるい、という状態です。そして、テレビの音がうるさくなってきたら黄色信号。好きな音楽が聴けなくなって、周囲の反響音でもいやになると、赤信号です。

そんなときは、ちょっとした刺激にも対処できません。メーターで言うと、振り切れている感じです。

ひどいときは、寝込んで五～六日、ほとんど食べられなかったこともあります。おなかは空くのですが、食べるのをすぐにやめてしまう。そんなふうに、体の変調が出てくるんですね。

認知症の感覚というのは、うまく説明できませんが、たとえて言えば、本棚が崩れたような感じなのです。棚に入っていた本は、たしかにそこにある。でもバラバラで、雑然として、整理がつかない。

オーストラリアの認知症当事者、クリスティーン・ブライデンさんは、「霧の中で暮らしているような感じ」だと表現していました。

だから疲れやすいのです。

最近は、本を読む気力がわかないことも多いです。とくに小説は難しい。前の部分を忘れてしまい、ストーリーが追えず、登場人物も覚えられません。

また、目が自動的に次の行に向かわないので、意識していないと同じ行ばかり読んでしまいます。

テレビドラマや映画だと、なおさらそうで、ストーリーがわからなければ、見ていてもおもしろくありません。

『水戸黄門』とか、だいたい話のパターンが決まっているものなら楽しめますけど、それでも近ごろは、ほとんど見なくなりました。

体の調子が悪いときは、悪いほう、悪いほうに頭が回ってしまいます。だから、どこかで断ち切らなければならない。

でも、自分の力では、どうにもならないことがありますね。

そういうときは、もうあえて何もしない。ただひたすら回復を待つ。静かなところで、ジタバタせず、けっしてあせらず、イライラしないで、必ず活気が出てくることを信じて待つ。

生きる目的があるということを、理屈じゃなくて、信じるしかないんです。

そんなとき、星野富弘さんの詩画集は、おすすめです。私はこころが癒やされて、生きる気力を与えられました。

痛みを感じるのは　生きているから
悩みがあるのは　生きているから
傷つくのは　生きているから
私は今　かなり生きているぞ

（「イチヤクソウ／生きているから」）

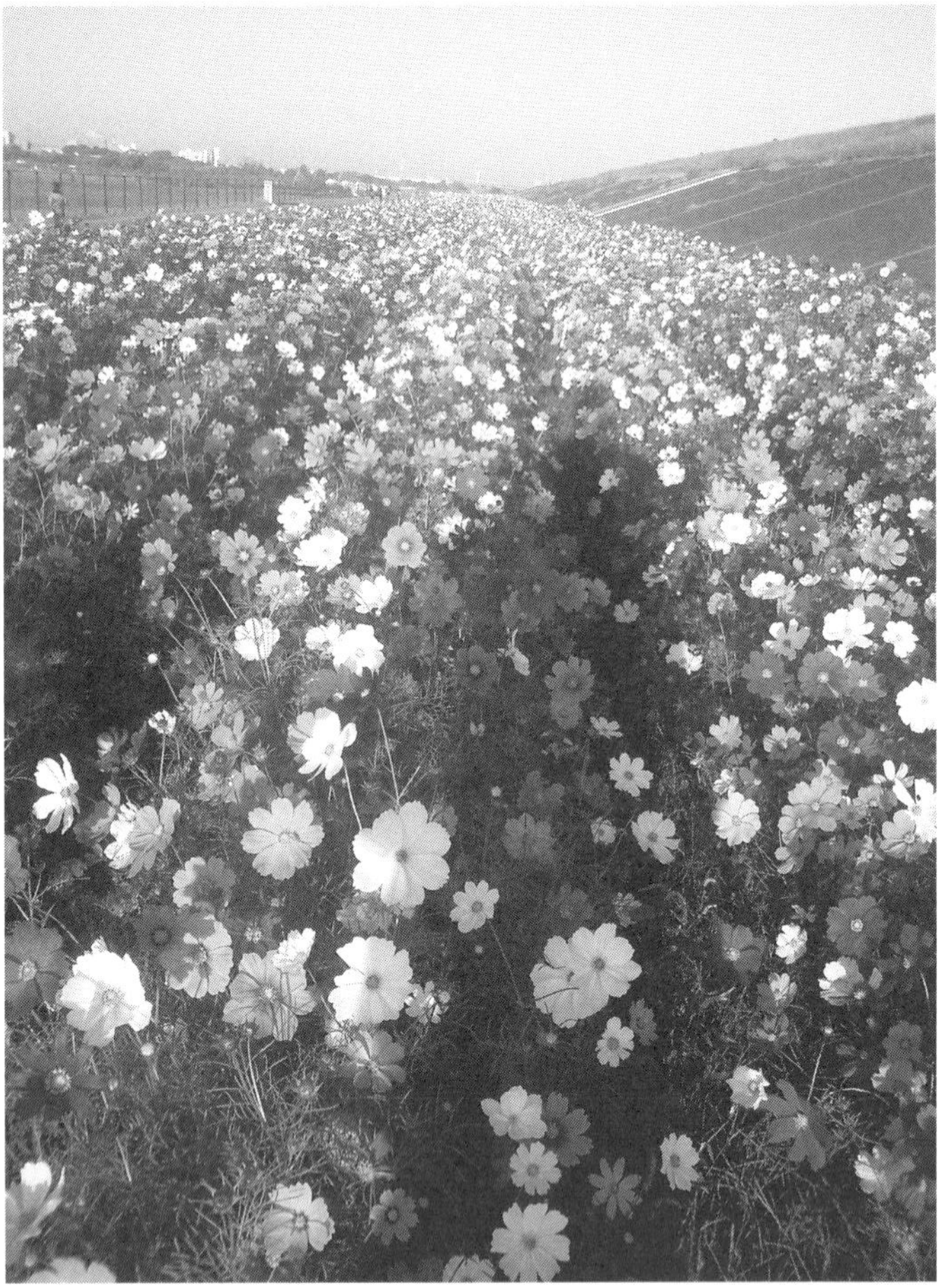

生きるには休息も必要
（撮影＝佐藤雅彦）

うつ病の人や、統合失調症の人などもそうですが、認知症の人はよく「怠け者」だと勘違いされています。でも、そうではないのです。

がんばらないときがあってもいいと思います。

星野富弘さんが言うように、悩みがあるのは生きている証拠。大いに悩みましょう。

症状を進めない秘訣

最後に、私の体験から、認知症の症状を進めないようにするために、大切だと思う点を挙げてみます。

□できることは、自分で進んでやる。

□外に積極的に出て、活動する。
□何事も、やる前から無理だとあきらめず、まずは始める。
□ストレスがたまることは、すぐやめる。
□何事にも関心を持つ。
□十分な睡眠をとり、規則的な生活を送る。
□（まわりの人は）「あれはだめ」「これもだめ」と過保護にしない。
□美しいものを見たり、楽しいことをしたりして、気晴らしをする。
□生かされていることに、感謝する。
□役割を持って、充実した人生を送る。

認知症の人やその家族、医療・介護に携わる人たち、地域の人たち、みなさんの参考にしていただければ幸いです。

それからもうひとつ、これから認知症になるかもしれないすべての人へ、認知症と診断されたらやっておいたほうがいいと思うことも、挙げておきます。

□将来、どこに住みたいか、どんな暮らしがしたいかをまとめておく。
□自分史を書いておく。
□財産目録を作成しておく。
□生命保険の書類をまとめておく。
□家の登記簿をまとめておく。
□遺言書を作成しておく。
□終末期医療の治療の希望をまとめておく。
□自分が死亡したときの連絡先をまとめておく。
□パソコンやタブレット端末の操作を覚える。
□不必要なものは早めに捨てて、シンプルな生活を心がける。

こんなふうに列挙すると、逆に不安になる人もいるかもしれませんね（笑）。
でも、繰り返しますが、認知症になったら、何もわからなくなるわけではなく、自己が崩壊するわけでもありません。

これまで説明してきたように、できることは、たくさん残されています。もし、何かが一度できなくなっても、体調が良くなれば、またできることもあります。

今日はたまたまできなかったのだと思って、次の日、またやってみる。あきらめずにチャレンジする。それが大切です。

完璧に生活する必要はなく、失敗してもいいのです。私は失敗しながら、自分の生活のペースをつくってきました。

労苦はその日その日に、十分あります。明日のことは、明日が心配してくれます。

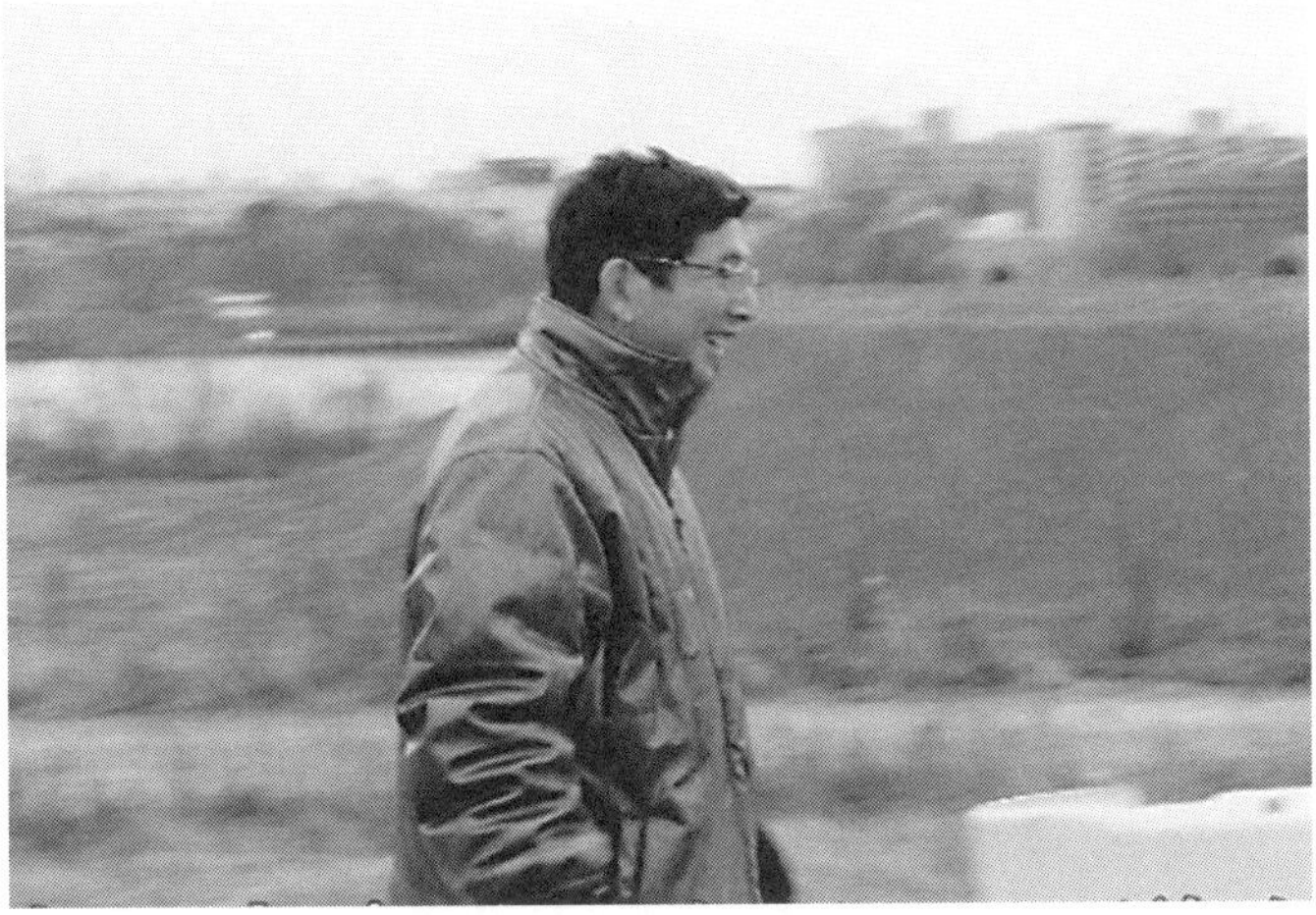

第三章

当事者の声を届ける

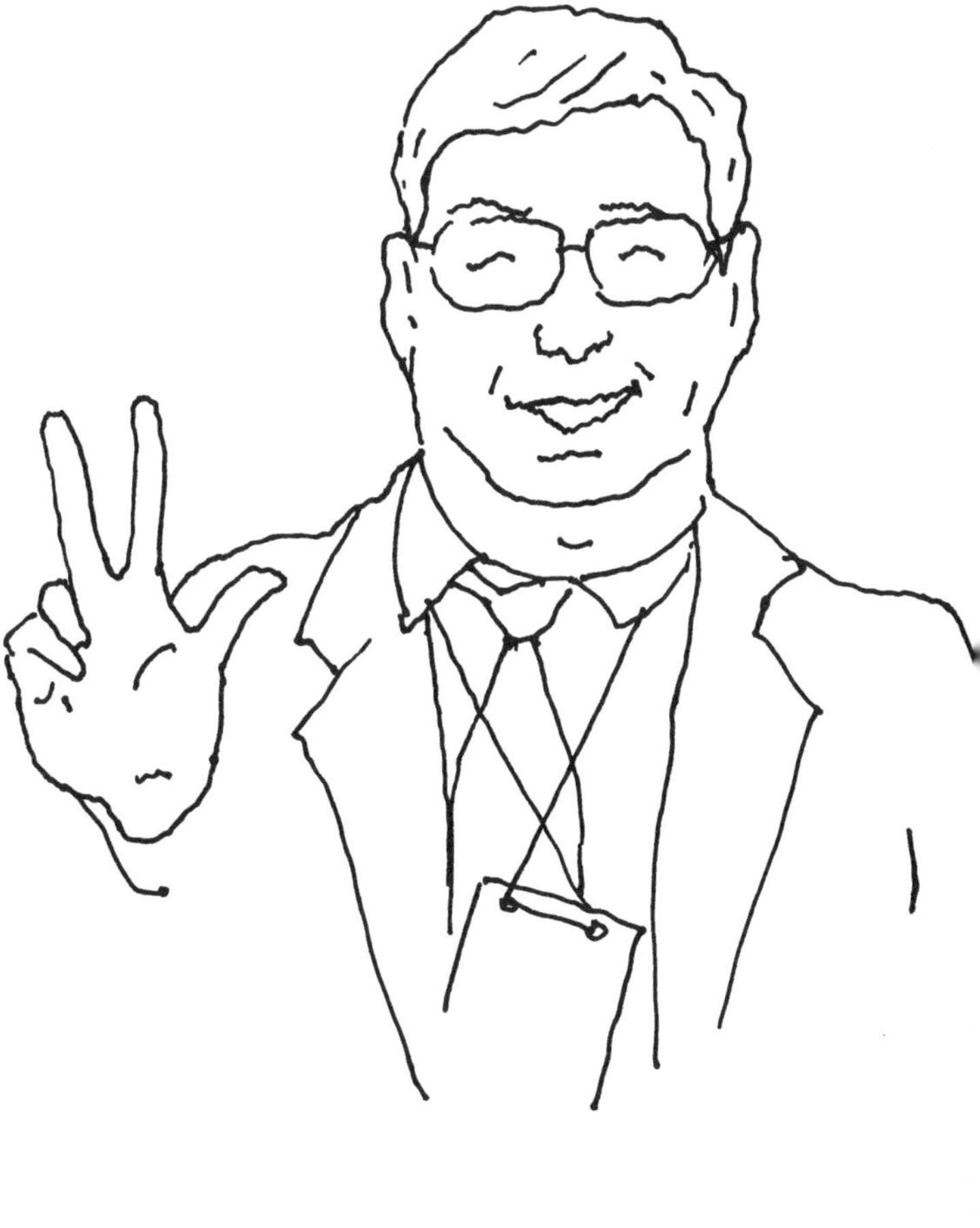

偏見をなくすために

私がアルツハイマー病と診断された二〇〇五年にくらべて、認知症についての本や講座がずいぶんと増えました。一般の人も、認知症のことに、すごく関心を持っていると思います。

しかし、そうした本や講座のなかで、本人の立場に立った理解や支援を訴えるものは、ほとんどと言っていいほどありません。

逆に、それらをとおして、「認知症は怖い」「認知症になりたくない」といった恐怖心があおられてしまうのでは、困ります。

認知症になった自分だからこそ、新しくできることがあると思います。それが、認知症の体験を人に伝える活動です。

認知症をおそれず、前向きに生きていく希望を伝えるには、本人が話すのが一番です。それがもっとも説得力があります。

また、そうすることで、認知症の理解や支援には何が必要なのかが、いろいろと見えてくるはずです。

もちろん、認知症のことを人には話せない当事者も、まだまだたくさんいます。その壁を乗り越えるには、社会にある誤解や偏見に立ち向かう勇気がいります。

そのためにも、声をあげられる当事者が、まず先頭に立って、発言していかなければなりません。

私は、「認知症になったら何もできなくなる」という偏見をなくしたい。病状は人それぞれで、認知症になってもやれることはたくさんあるのだということを、多くの人に知ってもらいたいのです。

講演活動を始める

二〇〇八年、埼玉県の職員を対象にした講演会「認知症の本人の声に学ぶ」に招かれて、これまでの私の体験をお話ししました。

後日、担当の方が、当日の参加者アンケートをまとめて送ってくれました。ここに、その一部をご紹介します。

□公務員は、この講座の受講を「必修」とした方がよい。
□佐藤さんの勇気ある発言に、そして人生を楽しむという姿勢に拍手。
□認知症の方からの直接生の声が聞けてよかった。
□どんな支援を望んでいるのか、目からウロコです。
□今までの認知症についての知識が偏っていた事を教えて頂きました。
□佐藤さんという、当事者の声を聞くことにより、自分に出来ることは何

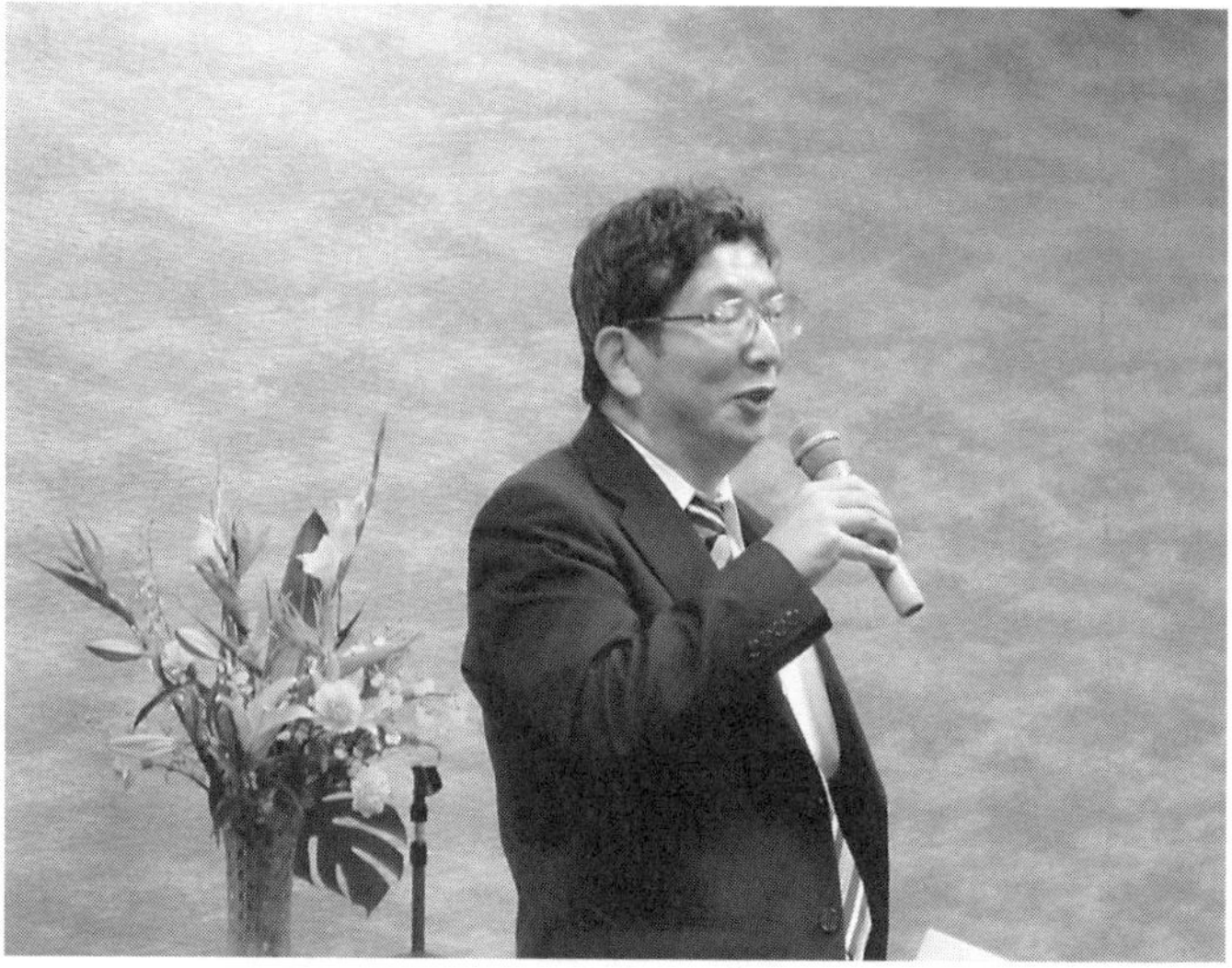

講演で自分の体験を伝える

か、改めて考えてみようという気持ちになりました。

これを読んで、自分の言いたいことが伝わったと思い、うれしかったです。

それ以来、講演の依頼があると、できるだけ応えて、あちこちに出かけています。

講演は、認知症の私には大変で、疲れますが、「認知症のことを理解してくれる人が一人でも増えてほしい」「世の中が変わってほしい」という願いをこめて、必死に話します。

さまざまなところに行き、その地域の認知症の人たち、そして、その人たちを支えている大勢の人たちとも出会いました。

講演が終わるとそれっきり、という人もいますが、その後もメールをやりとりしたり、また再会したりと、長くつながる人も多くいます。

声を伝えるために、思いきっていろいろな場に出かけていったことで、自分のつながりや付き合いの幅が、認知症になる前よりむしろ広がっていきました。

しかし、よいことばかりではありません。講演活動を続けていると、あるとき、知らない人から「売名行為はやめなさい」と言われて、とても傷つきました。

また、前向きなことを話すと、「困ったことや問題点はないか」と問い詰めるように聞かれたり、「認知症らしくない」と言われたりすることもあって、自分が一生懸命に生きようとすればするほど、世間から冷ややかに見られることが、苦しかったです。

「あなたは認知症ではないのでは?」「本当にアルツハイマー型認知症?」と疑われたことも、一度や二度ではありません。

不安になった私は、主治医のほかに、あらためて二人の専門医を訪ね、自分が「アルツハイマー型認知症」かどうか、診断してもらいました。

ここで、たしかに認知症であることが診断されて、むしろほっとしたような、奇妙な感じがしたものです。

認知症本人への呼びかけ

二〇〇九年五月、厚生労働省が初めて開催した「若年性認知症施策を推進するための意見交換会」（公開）に参加しました。舛添要一厚生労働大臣、宮島俊彦老健局長（いずれも当時）などに、自分たちの体験や、国の施策でどういうことが必要か、ほかの当事者とともに意見を伝えました。

当日の様子は、テレビや新聞などで、大きく取り上げられました。

二〇一〇年一二月には、「認知症の本人の意見による生きがいづくりに関する調査研究会」のなかで、私と、佐野光孝さん（静岡県富士宮市）が呼びかけ人となり、認知症の本人が、医療、ケア、社会に求めるものについての意見募集をおこないました。

以下は、私が全国に発信した呼びかけ文です（原文のまま）。

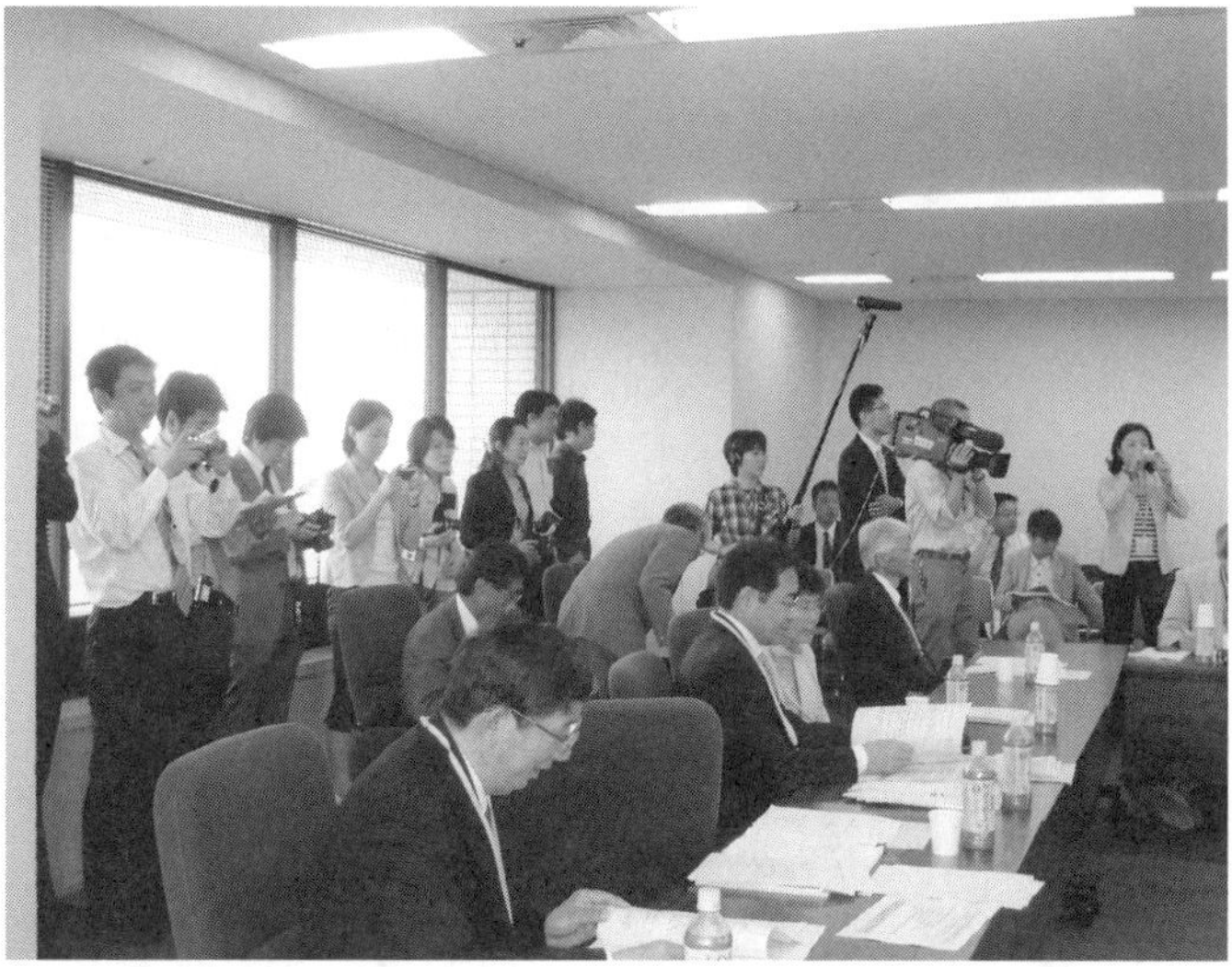

報道関係者 30 名近く。しっかり伝えて（2009 年 5 月）

全国の認知症本人のみなさんへ

認知症は、認知症になったら、なにもできない、なにもかんがえられていましたが、今日では、早期診断はされるよいにおなり、私のように、認知症を認識して、自分の考えや自分の意思言葉にして、伝えれる、認知症本人もあわわれてきました。

これまでは、認知症本人が自分がどのようの、介護をうけたいのかいて、いってこなかった現実があります。一部のひとたちには、認知症本人の意見、要望を聞き、本人の要望にそった介護を支援していく機運がたかまってきています、この機会をのがさず、私たち本人の生の声を伝えるようではありませんか。

認知症本人が望む生活は、私たち本人自身が声をあげていかないと、誰もわかってくれません、何もかわりません。これからか、認知症になる人のためにも、先に認知症をわずらったわたしたちが、どのようなサービスを受けたいのか、本人がのぞむ生活支援とは、どんなものなのかこえをつたえていくことは、とても大切で、重要なことです。

全国の認知症本人のみなさん、勇気をふりしぼり、声をあげようではありませんか。

個人てきには、美術に興味みがありますので、美術館めぐりをしたく思っています。

認知症になったか、自分の趣味、楽しみをあきらめることなく、生活していくためには、何度もいうようですが、本人の生の声がと、社会の理解が必要です。

認知症本に、自分が望む生活支援をひとに伝える能力があることを、世

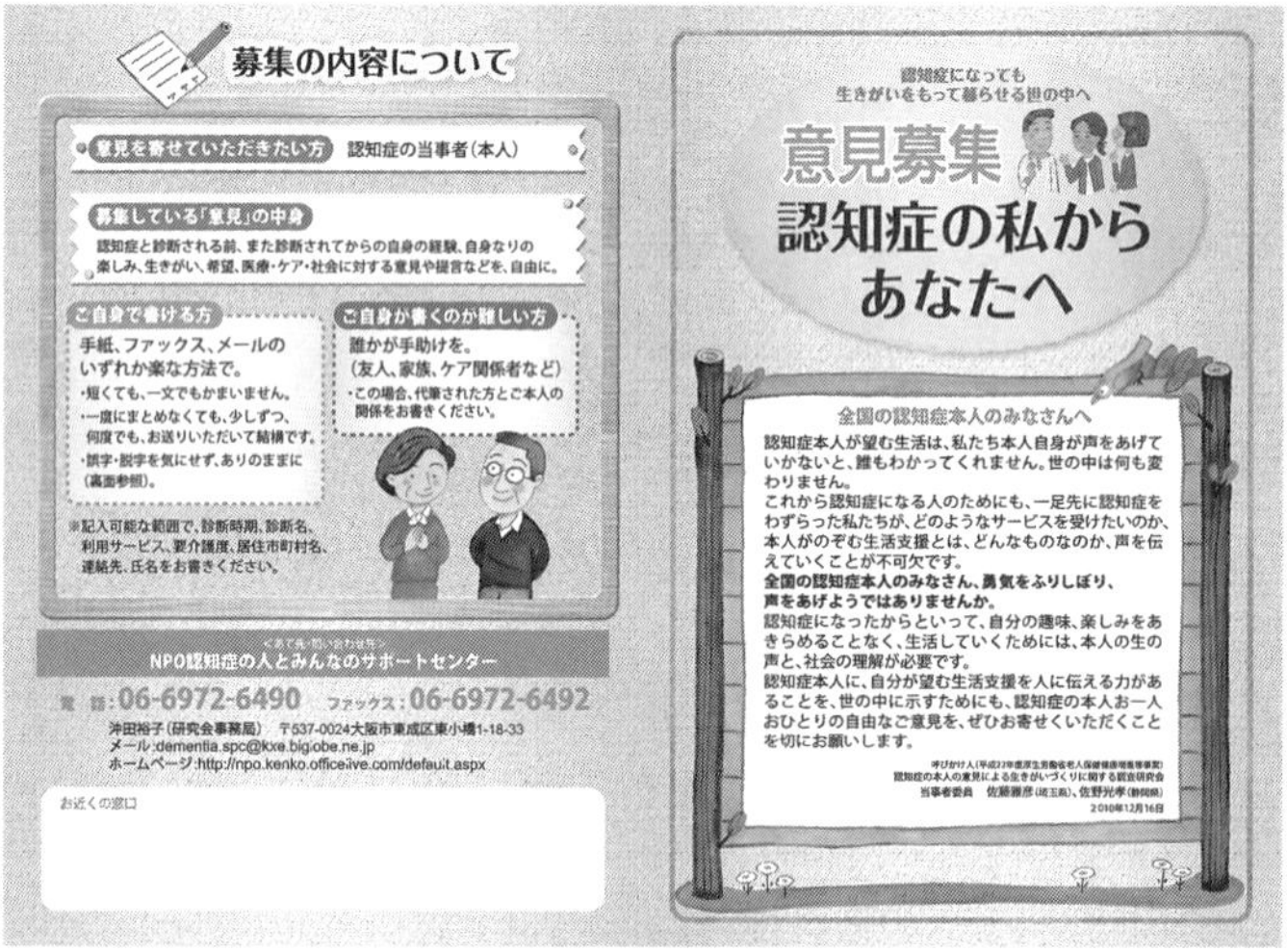
募集の内容について
意見を寄せていただきたい方　認知症の当事者（本人）
募集している「意見」の中身
認知症と診断される前、また診断されてからの自身の経験、自身なりの楽しみ、生きがい、希望、医療・ケア・社会に対する意見や提言などを、自由に。
ご自身で書ける方
手紙、ファックス、メールのいずれか楽な方法で。
・短くても、一文でもかまいません。
・一度にまとめなくても、少しずつ、何度でも、お送りいただいて結構です。
・誤字・脱字を気にせず、ありのままに（裏面参照）。
ご自身か書くのか難しい方
誰かが手助けを。
（友人、家族、ケア関係者など）
・この場合、代筆された方とご本人の関係をお書きください。
※記入可能な範囲で、診断時期、診断名、利用サービス、要介護度、居住市町村名、連絡先、氏名をお書きください。
NPO認知症の人とみんなのサポートセンター
電話：06-6972-6490　ファックス：06-6972-6492
沖田裕子（研究会事務局）　〒537-0024大阪市東成区東小橋1-18-33
メール:dementia.spc@kxe.biglobe.ne.jp
ホームページ:http://npo.kenko.officelive.com/default.aspx
お近くの窓口
認知症になっても
生きがいをもって暮らせる世の中へ
意見募集
認知症の私から
あなたへ
全国の認知症本人のみなさんへ
認知症本人が望む生活は、私たち本人自身が声をあげていかないと、誰もわかってくれません。世の中は何も変わりません。
これから認知症になる人のためにも、一足先に認知症をわずらった私たちが、どのようなサービスを受けたいのか、本人がのぞむ生活支援とは、どんなものなのか、声を伝えていくことが不可欠です。
全国の認知症本人のみなさん、勇気をふりしぼり、声をあげようではありませんか。
認知症になったからといって、自分の趣味、楽しみをあきらめることなく、生活していくためには、本人の生の声と、社会の理解が必要です。
認知症本人に、自分が望む生活支援を人に伝える力があることを、世の中に示すためにも、認知症の本人お一人おひとりの自由なご意見を、ぜひお寄せくいただくことを切にお願いします。
当事者委員　佐藤雅彦（埼玉県）、佐野光孝（静岡県）
2010年12月16日

認知症本人が望む生活を実現するために

間に示すためにもできるだけ、多くの認知症本人のご意見をお寄せくいただくことをせつにおねがいします。

呼びかけ人　佐藤雅彦
２０１０年１２月１６日

クリスティーン・ブライデンさんとの対話

二〇一一年二月、武蔵大学のテレビスタジオで、オーストラリアの認知症当事者クリスティーン・ブライデンさんと、スカイプを使っての公開対話をおこないました（同時通訳＝馬籠《まごめ》久美子さん）。

クリスティーンさんは、こんなことを話してくれました（要旨）。

認知症の診断を受けると、恐怖感がダーッと襲ってくる。それは、私たちのなかに、認知症になると頭も心も空っぽになってしまって、何も考えられなくなるというステレオタイプがあるからです。しかし、けっしてそんなことはありません。

私たちは、社会に対しても、認知症になった人たちに対しても、認知症の旅はむしろ、いきいきと人間らしく生きる道を歩んでいく旅なのだということを、お伝えしたい。その過程で私たちは、しっかりと社会参加をし、生ききることができるのです。

以下は、この公開対話を傍聴した人の感想です(『認知症の本人の意見による生きがいづくりに関する調査研究事業報告書』〈特定非営利活動法人 認知症の人とみんなのサポートセンター、二〇一一年三月〉より抜粋)。

大学の近くに住む年配の女性

私のまわりには、認知症になったら、もう、ぜんぜんだめになっちゃうから絶望的だっていう人が多いけど、私はそうじゃないんじゃないかな、っていうことを少し思ってた。で、今日、話を聞いて、本当にそうだと思った。

認知症ケアの仕事をしている中年の男性

今日、聞いていてすごく思ったのは、どうやって、人はいきいき生きていくのか、生きるのか。テーマはまさにそこなのかなというふうに思っていて、これはケアの、専門職の人だけのテーマではないですよね。もっともっと幅広い人たちが、このことを共有しながら、考えながら、前に進んで行く必要があるなっていうことを感じました。

認知症ケアの仕事をしている若い男性

こういう機会があって、本当によかったなと思います。やっぱり、ご本人たちがどうやって、やりがいだとか、やりたいことを持って生きていただけるかということ、僕たちがやりたいことをやるっていうのと同じように、どうやれば、当事者の方にも、そういう生活をして、満足感を持って過ごしていただけるかっていうことを、当事者の方を交えて考えていかないといけないということを強く感じました。

クリスティーンさんのおかげで、認知症をめぐる課題は、国を越えて共通だということがわかりました。濃密な一時間でした。

当事者の悩みと希望

クリスティーンさんとの対話の翌月、大阪で「認知症の本人の生きがいづくりと意見発信普及セミナー」が開催されました。

二〇一〇年一二月に呼びかけた認知症本人意見募集の結果をもとに、佐野光孝さん、吉田民治さん（京都府宇治市）と鼎談《ていだん》。長崎から参加した太田正博さんたちも登壇して、「堂々と暮らしていきたい」とアピールしました。

当事者から寄せられた意見をご紹介します（前掲『認知症の本人の意見による生きがいづくりに関する調査研究事業報告書』より、原文のまま）。

□自分でまだものが考えられるうちにできることは何なのか、そういった相談をし、現実のため支援を受けられたらありがたいです。そういう相談は老年科のお医者さんや看護師さんは忙しすぎてできません。

□自分の認知症がどの程度進んでいるのかを詳しく知りたいです。脳のレントゲンを説明してほしいです。

□（本人の）意思を聞く場があるといいと思います。セカンドオピニオンも主治医に言い出しにくい。

□認知症の診断には、家族が一緒でないとできないと言われた。１人での受診をうけたいとおもいました。
□認知症と診断された時、いっぺんに地獄に落された感じ。本当に悲しかった。
□私たちも、(枯れ木のように)葉をもぎとられて空っぽです。
□お父さんにはいつも大きな声でおこられてばっかりいるの。大きな声でおこらないでほしい。
□家族のためになることをやっていきたい。
□なるべくみんなのジャマしないようにしていきたい。
□みんなと同じようなことを話しているつもりでも誤解されてしまい悲しくなる。
□相手側との会話を認知出ない事がどんなに辛いか。
□忘れてる歌を思い出して歌いたい。教えてほしい。
□介護されるのが嫌なときもある。自分のペースでやりたい。
□車の運転ができないので、自由に外出できないのが不満。

□暗くなりがちですが、散歩は楽しい。
□どこにもいきたくないよ。家にいたい。

認知症とともに生きる一人ひとりが、悩み、苦しみ、それでも自分なりの生きがいを持って暮らしていくことを望んでいます。

「3つの会」、誕生！

二〇一二年、NPO法人「認知症当事者の会」が設立されることになり、発起人として加わりました。

そして、この会の活動のなかから、認知症と生きる人による認知症と生きる人のための会「3つの会」が誕生し、その代表になりました。

「つたえる」「つくる」「つながる」という三つのキーワードの頭文字をとっ

て、「3つの会」(つまり「つ」が三つ)。

「診断されたばかりの人。認知症と付き合いながら、暮らしをつくってきた人。認知症とともに生きるみんなが、声や経験を伝え合って、一人ひとりの暮らしをつくっていこう。そして、ゆるやかにつながりながら、社会へ声を発信しよう」という意味がこめられています。

当事者同士が意見交換をおこなう「3つの会@web」もスタートしました。インターネットをつうじて新たな人がつながり、対話が広がっています。

そしてこの年の九月には、「認知症当事者の会」による「認知症当事者研究勉強会」が始まりました。私、佐野光孝さん、中村成信《しげのぶ》さん(神奈川県寒川町)などが呼びかけ人です。

この勉強会は現在までに、「認知症の人が「取材される」ということ」「認知症と生きていくために必要な医療とは」「「認知症の人基本法」を作るとしたら」「「認知症の人基本法」に望むもの　私たち抜きには何も始まらない!」などをテーマに、回数を重ねてきました。

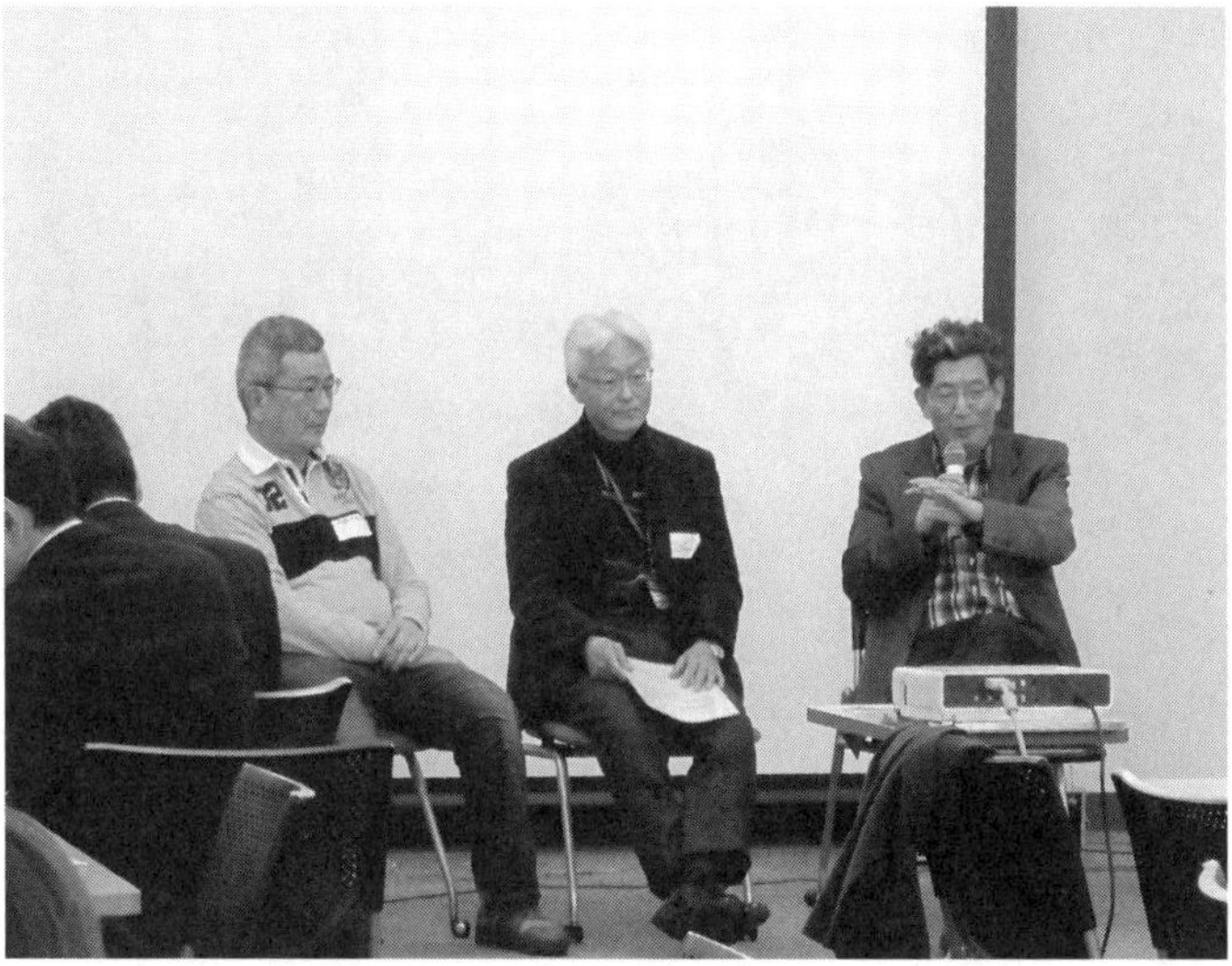

第１回認知症当事者研究勉強会（2012年９月）
左から、佐野光孝さん、中村成信さん、佐藤雅彦

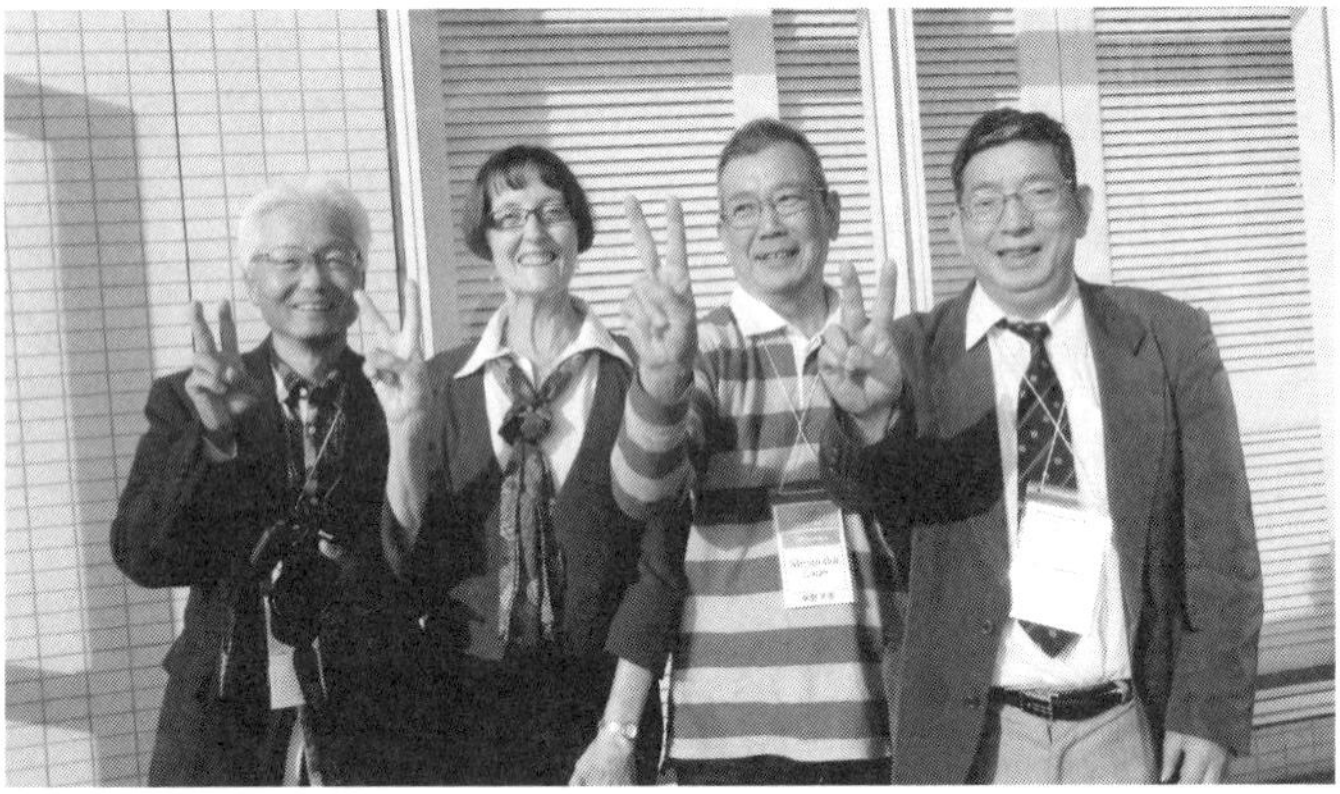

クリスティーンさんとオトコ仲間３人

二〇一二年はこのほかに、クリスティーン・ブライデンさんと夫のポールさんが来日しての大きな講演会もあり、佐野さん、中村さんと、東京講演第二部のリレートークに出演しました（一〇月）。「地域を越えて、認知症がとりもつ縁でつながったオトコ仲間3人からのメッセージ」という題で、当日の内容も、進行も、すべて自分たちでおこないました。大きな経験になりました。

当事者抜きの政策づくりに反対

二〇一三年二月、東京都内で開かれた第六回世界精神医学会のアンチスティグマ分科会で、講演をおこないました。

認知症に対する偏見をなくしていくためには、当事者自身が自分の可能性を信じ、意見を伝えていくこと、そして、まわりの人も本人の可能性を信じて、

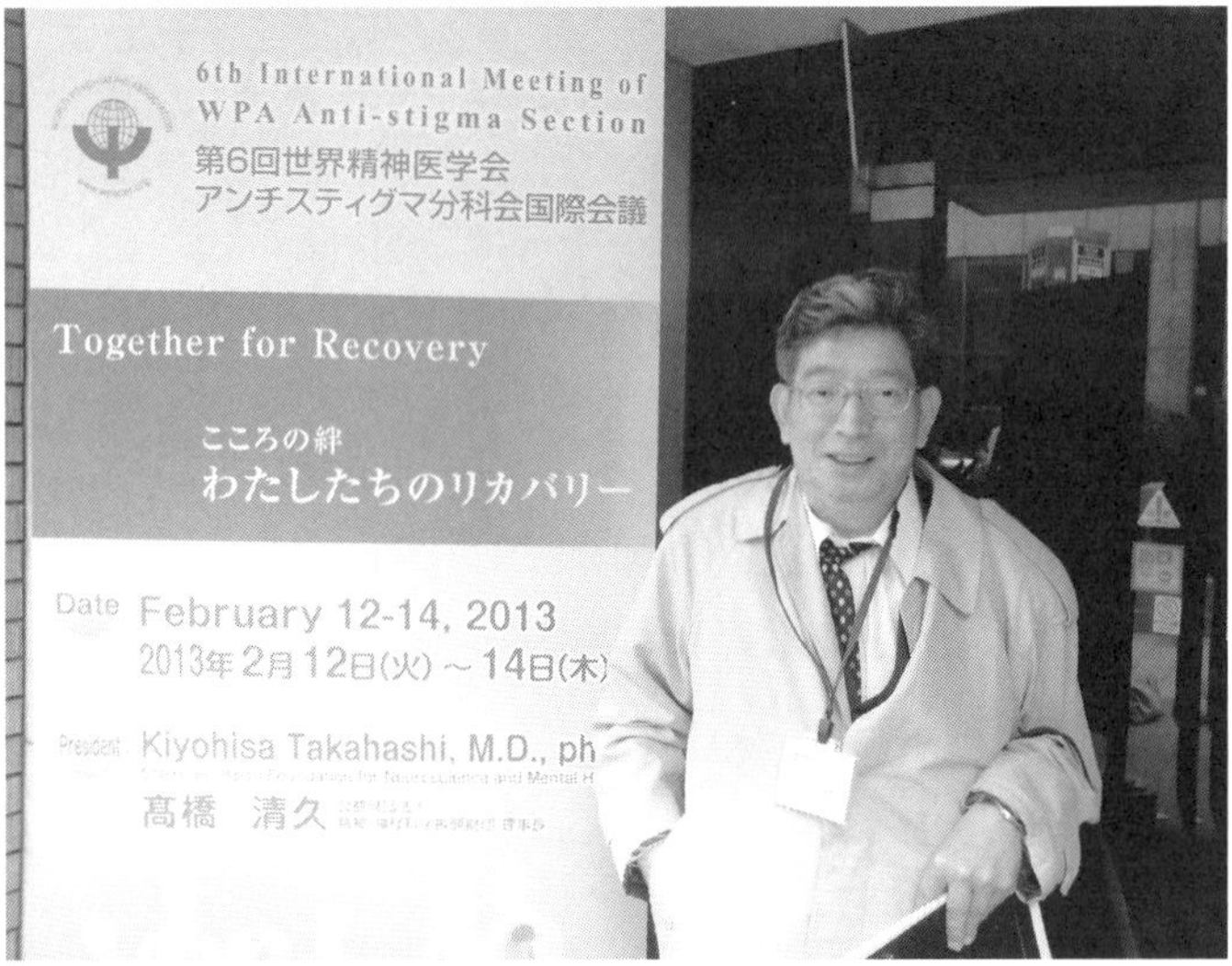
6th International Meeting of
WPA Anti-stigma Section
第6回世界精神医学会
アンチスティグマ分科会国際会議
Together for Recovery
こころの絆
わたしたちのリカバリー
Date February 12-14, 2013
2013年2月12日(火)〜14日(木)
President Kiyohisa Takahashi, M.D., ph
髙橋 清久

第６回世界精神医学会に参加（2013年２月）

それを実現するための支援をおこなうことが必要であることを、訴えました。

このときの講演の抄録が、クリスティーンさんたちの仲介によって、国際アルツハイマー病協会のニュースレター（二〇一三年六月号）に掲載されました。

同じころ、警察庁交通局が「道路交通法改正試案」に対する意見の募集をしていることを知り（「一定の病気等に係る運転者対策」などの推進を図るため）、「3つの会＠ｗｅｂ」などで、意見提出を呼びかけました。

公示から締切まで短期間しかないなかで、認知症の人の運転についての体験や意見を集め、それらをまとめて警察庁に提出しました。

道交法改訂試案に関する意見提出

1．「認知症」に関し、但し書きの追記を
自動車等の運転に支障を及ぼすおそれのある「一定の病気」のひとつとして認知症が挙げられているが、統合失調症のように、（自動車等の安全な運転に必要な認知、予測、判断又は操作のいずれかに係る能力を欠くこととなるおそれがある症状を呈しないものを除く。）という但し書きをつけていただきたい。

【理由】

・認知症に早期に気づき診断・治療をうけながら社会生活を続ける人が増えています。能力の如何に関わらずに一律に「自動車等の運転に支障を及ぼすおそれのある対象者」とされてしまうと、運転の能力があるにも関わらず運転をすることへの社会的規制が働き、運転を断念せざるを得ない不利益が生じることが懸念されます。

・住んでいる地域によっては、車の運転が出来ないと買い物や医者に行くことも出来なくなってしまい、ライフラインが切られてしまう。明日の生活にも支障をきたす。実際、地方で認知症と診断され、運転能力があるのにかかわらず運転をやめざるをえず、どこに行くにも家族の支援がないと生活できなく、生活範囲がせばめられ、本人・家族ともにストレスをためている人が多数います。病院に行くのもタクシーを使用して、生活が困窮して、生活が成り立たなくなる場合もあります。

・但し書きがないと、運転の能力を有しているにもかかわらず認知症だと一律に「運転は無理」「運転をやめさせるべき」という社会の偏見や誤解が助長されかねず、認知症の人への正しい理解や本当に必要な支援が広がらなくなります。

2. 認知症の本人が安心して自己申告できるよう本人の立場に立った検討と支援の整備を

認知症の本人の自己申告を促し、当事者そして社会の安全を確保できるように、運転に関して本人の立場に立った検討と総合的な支援の整備を進めていただきたい。

【理由】

・認知症の診断を受ける前や受けた後、免許更新の時に自己申告をしようか迷う人が多くいます。

・安全に運転を続けるためにはどうしたらいいか、あるいは自分が運転を続けなくとも自身や家族の移動手段を確保する方法がないか、そのための情報やアドバイスや支援が欲しい等、本人は様々な悩みや願いを抱いています。

・免許の更新の機会に、本人が運転についての相談やアドバイス、支援を、警察あるいは地域の身近な場所で受けることができると、安心して申告をする人が増えると考えられます。

認知症の当事者の意見を集め、以上2点について提出させていただきます。

認知症当事者の会　3つの会　代表　佐藤雅彦

行政には、当事者抜きで政策づくりや法律づくりを進めないでほしいと思います。

「日本認知症ワーキンググループ」発足

二〇一四年一〇月一一日、「日本認知症ワーキンググループ」が発足しました。共同代表は、私と、中村成信さんと、藤田和子さん（鳥取県鳥取市）です。

認知症の人本人をメンバーとし、認知症の人と社会のために、認知症の人自身が活動していく、日本初の独立した組織です。

ワーキンググループの目的は、認知症になっても、希望と尊厳を持って、よりよく生きていける社会をつくりだしていくことです。

世界各国の「認知症ワーキンググループ」や、国内の関連団体と連携して、活動していきます。

設立趣意書の内容をご紹介します。

【設立の背景】

認知症あるいはその予備群とされる人が８００万人を越え、認知症は国民全体にとっての重要な課題です。国は、２０１２年に「今後の認知症施策の方向性について」を掲げ、２０１３年に「認知症施策推進5か年計画（オレンジプラン）」を策定し、認知症施策が積極的に推進されるようになりました。これからは国施策の基本目標に明示されているように、「認知症になっても本人の意思が尊重される」ことが求められる時代です。

一方現実は、「認知症になったら何もわからない」「何も出来ない」という偏見が今なお岩盤のように残っており、認知症問題とは、「認知症の人が引き起こす問題に周囲が対処しなければならない問題」として意識されがちです。そのため、「医療や介護を行う人たちによる対策」は進みましたが、認知症になった人一人ひとりや家族が「希望をもってよりよく生きる」ための支援体制が十分整ったとはいえない現状があります。とりわけ、早期診断の広がりによって、自分が認知症であることを認識できる「初期」で診断される人が増えているものの、診断前後から介護保険サービスの対象とされるまでの支援は未整備であり、絶望に陥る人があとを絶ちません。この「空白の期間」の解消は、これから認知症になる可能性のあるすべての人にとって深刻かつ切実な問題です。

今後、認知症の人の数が増え続けることが予想される中、私たちが望むのは、認知症になった本人も、その周囲の人たちも、希望をもって暮らせるようになることです。そういう社会を実際に築いていくためには、認知症を現に体験している本人だからこそ気づけたこと、試行錯誤したことをもとに、よりよく生きていくための医療やケア、社会のあり方を、認知症の本人自身が提案していくことが必要不可欠です。そして、前向きに生きる姿を示すこと自体が、偏見をなくしていく力になると信じます。

自らのこと、そしてこれからの社会のことを真剣に考え、声をあげられる認知症の本人がいます。

一人ひとりの声は小さくとも、認知症の人本人が集まり、声を結集して行く中で、社会をよりよく変えていくための建設的な提案をしていきたいと願って、このワーキンググループが立ち上がりました。

声を上げたくてもあげられないでいる全国の多数の当事者の代弁をしていきたいと思います。


【ワーキンググループで果たしていきたいこと：ミッション】
○全国、各地域の認知症の本人の声を代弁
○認知症の本人に関係する政策・施策への提案とフォロー（モニタリング）
○社会の認識を変えていく（偏見・差別の解消）
○認知症の本人の生きる希望や力を高める
○認知症の本人がその後をよりよく暮らしていくための早期診断、良質な

診断後支援のありかたの提案・全国すべての地域での普及
○認知症の本人が、発症後の人生を自分らしく、よりよく暮らしていくための良き理解者・支援者となる医療・介護をはじめとした様々な専門職、地域住民、あらゆる分野の人たちを増やす

【活動内容】
・ワーキンググループのメンバーを全国から募る
・全国の認知症の本人の意見を集める、話し合う、提案をまとめる
・厚生労働大臣等に提案を提出する
・「認知症の人基本法」の提案をする
・国や地方自治体の施策等の企画・立案過程の場に参画する、経過を確認する
・認知症の本人に役立つ情報提供を行う
（認知症の本人に役立つパンフレット、ヘルプカードをつくる等）

・医療、介護、福祉、法律、労働、教育関係者等への働きかけをする
・企業への働きかけをする
・海外の認知症の当事者とつながり、情報や意見交換を行い、ともに活動する
・以上の活動について、広く国内に広報をする

【活動で大切にしていきたいこと】
・病名や状態、年齢、地域等で分け隔てすることなく、認知症の一人ひとりを大切にする
・誰でも意見を出せる、お互いの声に耳を傾ける
・批判するだけではなく、前に進む提案をする
・対立ではなく、ともに歩む仲間を増やす
・無理なく、それぞれがやれることをする
・楽しく、ユーモアをもって活動する

・あきらめず、行動しつづける（提案が、住み慣れた地域で実現するまで）
・希望をもち続ける

ワーキンググループを発足させた私たちは、一〇月二三日に、塩崎恭久《やすひさ》厚生労働大臣に面会し、次のような文書を渡して、要望を伝えました（原文のまま）。

認知症施策の推進に向けた認知症本人からの提案
～希望と尊厳をもって暮らせる社会の実現にむけて～

わたしたちは、認知症の診断を受けた認知症の本人です。
発症後、無数の不安や生きづらさを体験しながら日々を暮らしていますが、人生をあきらめないで、「認知症になってからも希望と尊厳をもって暮らし続けること」「本人と社会の人々が共によりよく生きていける社会を創りだしていくこと」を実現していきたいと願い、同じ志をもつ本人同士が集まって、「日本認知症ワーキンググループ」を設立しました。これは、日本初の認知症の人本人のみによる日本初の当事者団体です。先行する海外の当事者団体や国内の関係団体と協調し、活動していきます。

厚生労働省が「認知症になっても本人の意思が尊重され、できる限り住み慣れた地域のよい環境で暮らし続けることができる社会」の実現を目指し、認知症施策を積極的に推進されていることは、わたしたち認知症の本人にとって極めて心強く、「本人の意思の尊重」を施策の方向性の原点に掲げていることに心から敬意を表します。

今後、厚生労働省の認知症施策が、認知症の本人が暮らす全国の市町村のすべてで展開され、「認知症になっても希望と尊厳を持って暮らせる社会」が一日も早く現実のものになることを推進するために、以下の3点を提案いたします。

1．認知症施策等の計画策定や評価に、認知症本人が参画する機会の確保

どんな施策や支援があると、実際に役立ち、有効性が高まるかを具体的に知っているのは認知症を実際に体験している本人です。厚生労働省や市町村の施策や事業の立案、見直しの機会に本人が参画できると、施策の推進に寄与できます。

2．認知症初期の「空白の期間」解消に向けた本人の体験や意見の集約

認知症の長い経過を本人が希望をもってよりよく暮らしていけるためには、発症初期の医療・介護等専門職の理解・支援が不可欠です。実際には、初期の理解や支援が受けられない「空白の期間」が深刻な問題になっており、その解消を速やかに図っていくためには、具体的な「本人の体験や意見」を集約することが必要です。

3．認知症の本人が希望をもって生きている姿や声を社会に伝える新キャンペーン

社会の人々や医療・介護を様々な分野の人たちの認知症についての偏見の解消がすべての施策の出発点です。そのためには、本人自身が先頭にたって、希望をもって生きている実際や可能性を社会に伝える新しいキャンペーンが必要です。

塩崎大臣は、「希望と尊厳を大事にしながら暮らせる社会づくりに一緒に取り組んでいきましょう」と言いました。私たちの声に耳を傾け、ぜひ実現してもらいたいと思います。

私たちはこれからも、当事者の声を積極的に伝え続けていきます。

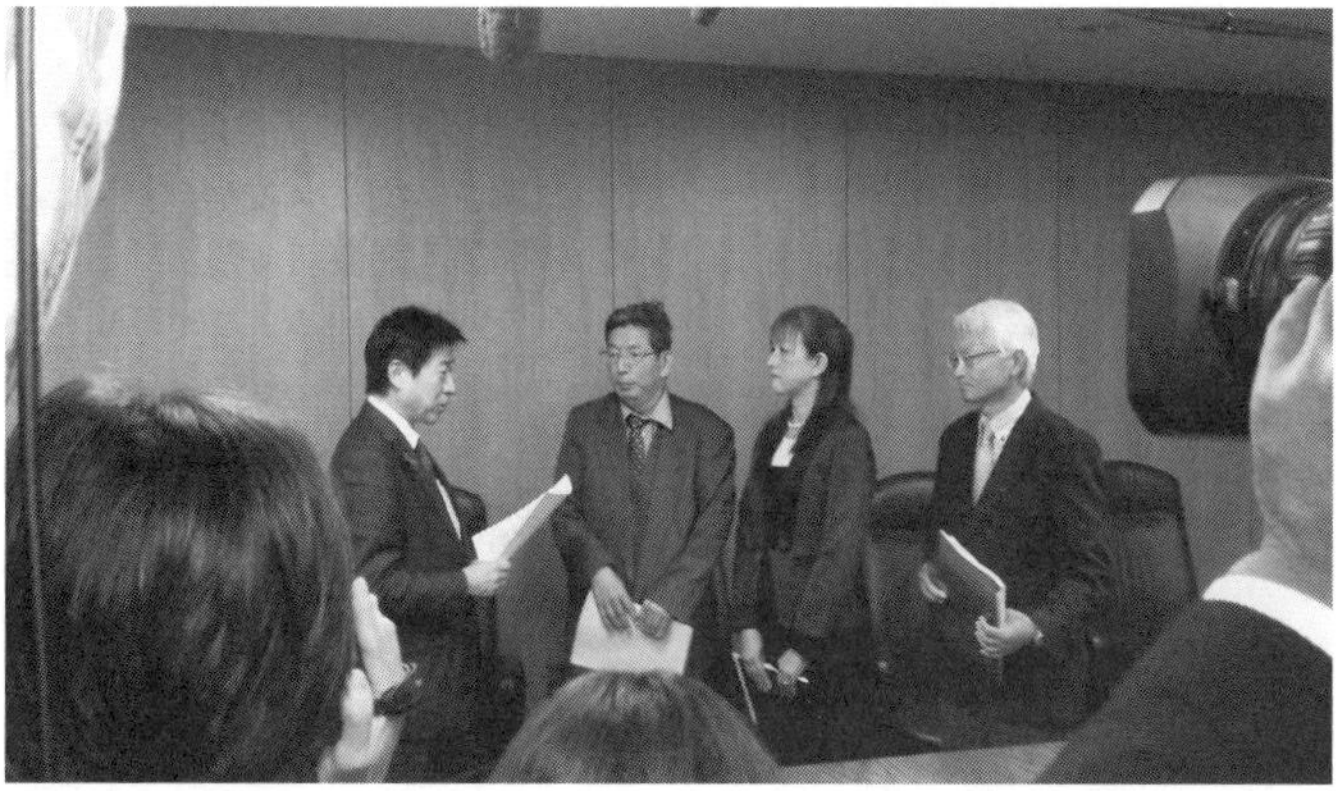

塩崎厚労相に要望書を手渡す（2014 年 10 月 23 日）

第四章
認知症と生きる私からのメッセージ

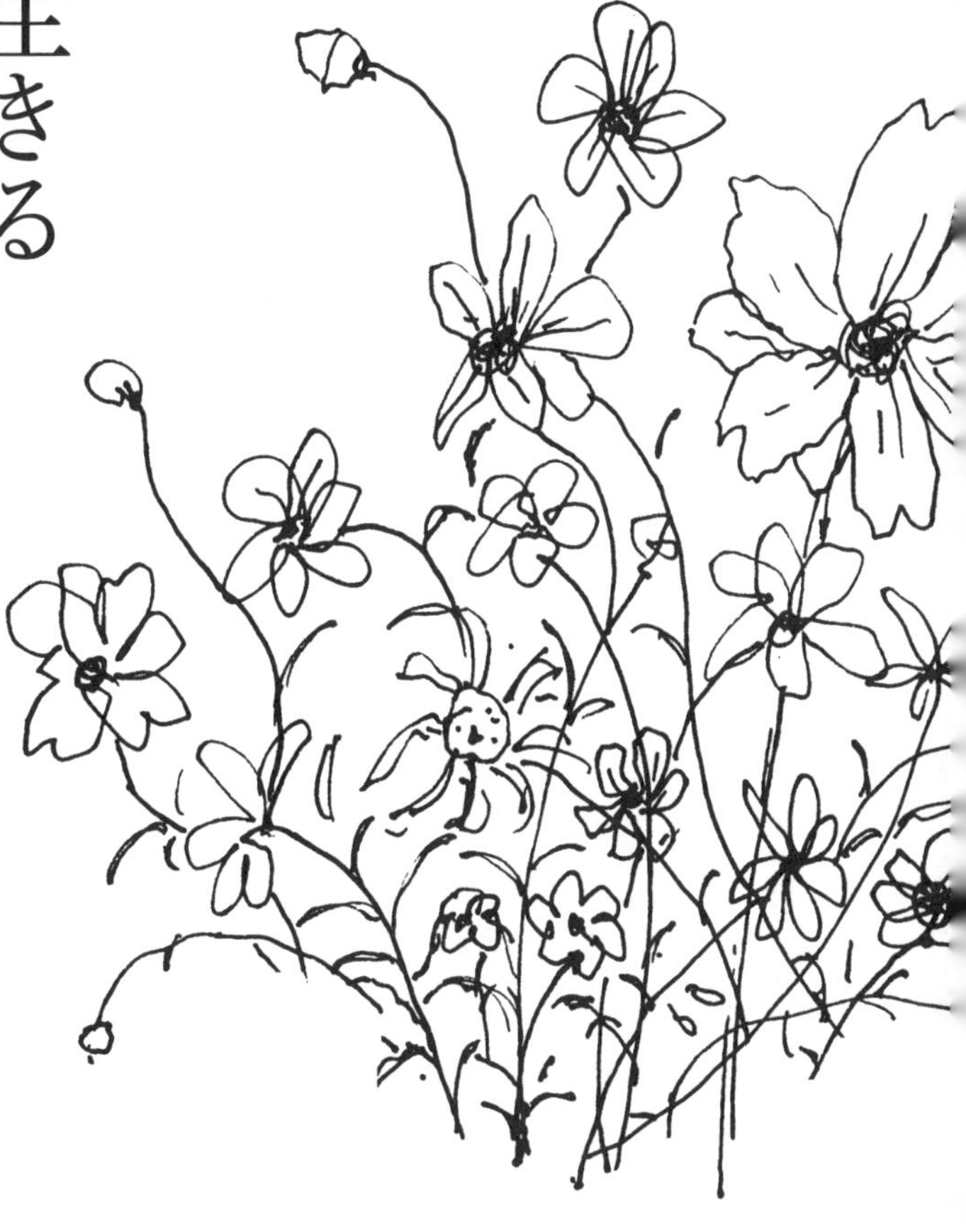

本人へ

自分が認知症ではないかと不安を感じている人。

診断を受けてこの先どうしたらいいか光が見えない人。

不便や不自由が増えてストレスでいっぱいの人。

他人の手を借りて日々を送っている人。

いま、たくさんの本人がこの時を過ごしていると思います。

一日一日、そしてこれからの自分の人生を、ともに有意義に生きていこうではありませんか。

失った機能を悩んだり、嘆いたりするのではなく、残されている自分の能力を信じましょう。

認知症になっても、楽しみや張り合いのある暮らしを送ることができます。

絶望することなく、希望を持ちましょう。

できないことが多くなっても、自分は自分です。認知症になったからこそ、他人を気にせず、他人と比較することなく、自分の好きなことに時間を使いましょう。

一人でがんばらず、同じ病気を持ちながら暮らしている仲間とつながりましょう。自分の住む地域で見つからなければ、認知症当事者の会「3つの会」に連絡をください。

そして、勇気を持って、自分が感じていること、思っていることを、まわりの人に伝えていきましょう。

本人が発言していくことで、認知症に対する誤解や偏見をなくし、世の中を変えることができるはずです。

認知症になっても、人生をあきらめないで。

私も、あきらめません。

家族へ

本人の意思が無視され、家族の意向だけで物事が決められていくことがあります。

本人は、何も考えていないのではなく、すぐに判断したり、すぐに言葉にしたりすることができないだけなのです。

記憶障害のために、同じことを何度も言ったり、何度も聞いたりするかもしれませんが、どうか本人の話を聞いてください。

本人は、家族に世話をかけていることに、負い目を持っています。もし家事などで、ちょっとした手伝いができるなら、役割を与えてください。そうすれば、自分が役に立っていることが実感でき、自信が生まれます。

何もしないと症状は早く進みますが、こうすることで、進行を遅らせる効果もあるのではないでしょうか。

本人は、家族が介護で疲れきってしまうようなことを、望んではいません。ショートステイなどの地域資源を使って、ぜひ自分のための時間を持ってください。

介護に関し、さまざまな情報が耳に入ってくるかもしれませんが、認知症の人は一人ひとり違いますから、それらがすべて正しいとは限りません。

人の意見は、あくまでも参考意見です。そのとおりにできていなくても、自分を責めないでください。

本人だけでなく、家族も孤立しがちだと思います。

本人を一人でおいていけないから、地域の家族会などには出られないという人も、少なくないでしょう。

でも、家族会には同じような境遇の人たちが集まっています。参加すれば、多くの悩みを分かち合うことができると思います。

医師へ

本人にとって、医師の言葉はとても重いものです。

ですから、「病名は何々です。予後は統計的にこうです」と言われるだけでは、「早期診断・早期絶望」になってしまいます。

私の場合は、いきなり告知されたので、心の準備ができておらず、頭が真っ白になりました。ものすごいショックでした。

告知の際は、段階的に伝えるなどの配慮が必要だと思います。予後には個人差があることも伝えてほしいです。

そして、本人がこれから前向きに生きていけるような言葉をかけてもらえたら、ありがたい。

たとえ問題が解決されなくてもいいのです。私たちが求めているのは、医師が寄り添ってくれているという安心感なのですから。

また、そのときに、身近な地域で気軽に相談できる場所を紹介してもらえたら、自分がやるべきことがわかり、その後の生活への展望が持てます。私たちはそうした、いわゆる社会資源についての情報を、それほど知らないのです。

告知後は、その時々の診察や治療の内容を、本人に説明してください。そこに本人がいるのにもかかわらず、介護者にしか話しかけない医師がいます。介護者ではなく、まず本人への説明をお願いします。

診察や治療の内容は、あわせて書面やメールでもらえると助かります。そうすれば、診察のときにどのような指示があったのかを忘れてしまっても、あらためて確認できるので、負担が軽くなります。

複数の診療科にかかるときも、その文書を持参すれば安心です。医師には、認知症以外の医療についても、コーディネイトとフォローを希望します。

診断して、薬を与えて、それで終わり、というのではなく、私たちの話を聞いて、生活していくうえでのアドバイスをしてもらえたらうれしいです。

看護・介護者へ

私たちが、看護・介護者のみなさんにしてもらいたくないことは、

ごまかしたり、うそをついたりすること。
その人が自分でできることを代わりにやってしまうこと。
ひどく幼い子ども程度の能力や経験しかないように扱うこと。
権力や脅しで心配させたり、不安にさせたりすること。
きちんとした人間でないというレッテルを貼ること。
責めたり、何をやった、やらなかったという非難をあびせること。
本当に理解できるように、ゆっくり話したり単純な話し方をしないこと。
なにか認められないことをしたからという理由で、仲間はずれにしたり追

いやったりすること。

気持ちを無視したり、真剣に受けとめないこと。

生きた、感情のある人ではなく、物や動物のように扱うこと。

（トム・キットウッド、キャスリーン・ブレディン『認知症の介護のために知っておきたい大切なこと』高橋誠一監訳、筒井書房、二〇〇五年）

このような接し方は、認知症の人を傷つけ、本人の生きる希望を奪うことにつながります。

認知症の人の多くは、以前の私のように、マイナス面にばかり目が向いています。本人ができることを見つけて、支えてください。

そして、そうした人がもっと楽しく、前向きに暮らせるような話題やアイデアを提供してもらいたいと思います。

本人が、自分に自信と生きがいを持って過ごすには、みなさんの理解と助けが必要です。

地域の人へ

認知症の人を、自分たちと違う人間だと考えるのではなく、ともに歩む仲間だと考えてください。

認知症の人は、何もわからない人ではなく、劣っている人でもなく、かわいそうな人でもありません。

私たちも、いきいきと豊かに暮らしたい。

施設や病院に閉じ込められるのではなく、町に出て、買い物をしたり、喫茶店でおしゃべりをしたり、認知症になる前と変わらない暮らしを望んでいます。

そのために、認知症という病気を、正しく理解してください。

認知症の人は、何かをするのに時間がかかったり、よく失敗したりしますが、そんなときも、どうかあたたかく見守ってください。

私たちは、地域でサポートしてくれる人がいたら、たいへん助かります。たとえば、どこかへ出かけるとき、一緒についてきてくれる人。ただ一緒にいてくれるだけでいいのです。私たちは何をするのにも不安なので、それだけで安心感を持つことができます。

認知症の人について、「徘徊《はいかい》」ということがよく言われます。でも、「徘徊」などという言葉は、使わないでほしい。私たちも、地域の、社会の一員です。同じ仲間として、受け入れてもらいたいのです。

効率優先の社会ではなく、高齢者や障害者、弱い人に優しい社会であってほしい。そして一人ひとりに、少しだけサポートしてほしい。

現在、四五〇万人近くいる認知症の人たちが、これからもっともっと前向きに、希望を持って人生を生きることができるように、みなさんと一緒に考えたいと思っています。

行政へ

「認知症になったら何もわからない」「何もできない」という偏見は、認知症本人が自分の能力を信じて生きる力を奪うものです。

行政として、こうした偏見をなくしていくための努力が求められています。

現在、早期診断が広がっていますが、支援体制のほうは不十分なままです。「初期」で診断されることで、「自立している」とみなされてしまい、必要なサービスが受けられないことがあるのです。

本人が自立に向けて努力すればするほど、制度の適用から除外され、見捨てられることになるのは、おかしいと思います。

また、住んでいる地域による格差もあります。同じ認知症なのに、利用できる制度やサービスが異なるようなことは、解消してもらいたいです。

行政担当者のなかには、自分は認知症の知識があると思って、「認知症の人はこうだろう」と、勝手に考える人がいます。

しかし、まずは私たちの声を聞いてください。

制度はあくまで、本人がいきいきと生きていくためにつくられるものです。

介護者のための制度であってはなりません。

認知症の人は、どんなことに不安があって、どんなサービスを必要としているのか。

認知症を体験している本人だからこそ、わかることがあります。

政策委員などにも、認知症の人をふくめるべきではないでしょうか。

十把《じっぱ》一絡《ひとから》げにせず、個別性を大事にして、認知症本人の意見や提案に、耳を傾けてください。

そして、私たちを抜きに決めないでください。

すべての人へ

認知症になりたくてなる人はいません。

認知症になって、自分の生活、そして人生が大きく変わりました。

認知症になることは残念なことですが、けっして不幸なことではありません。

認知症になったら、できなくなることも多いですが、できることもたくさんあります。

本人は、何も考えられない人ではなく、豊かな精神活動を営むことができる人です。

本人は、医療や介護の対象だけの存在ではなく、どんなときでもかけがえのない自分の人生を生きている主人公です。

本人は、自分のやりたいことや、自分のできる仕事、ボランティアなどをつうじて世の中に貢献できる、社会の一員です。

認知症の人たちは、社会の「お荷物」的な存在ではなく、老いたり、生活が不自由になったりしても、だれもが自分らしく堂々と暮らしていける新しい世の中を、身をもってつくりだしている人たちです。

いま、認知症とともに生きている多くの人たち、そして、これから認知症になるかもしれない無数の人たちが、認知症になっても幸せに暮らせる社会を、一緒につくっていこうではありませんか。

人間の価値は、「これができる」「あれができる」という有用性で決定されるのではありません。何もできなくても、尊い存在なのです。

私は、これからも広く、認知症の人はこういうふうに考えているのだということを、社会に向けて訴えていきたいと思います。

おわりに

認知症の診断を受けたとき、いままでの価値観が音を立てて崩れました。絶望のなかから立ち上がるには、新たな価値観を構築しなければなりませんでした。

一度生きがいをなくした人間が、新たな生きがいを見つけるのには、時間がかかります。

しかし、次の聖書の言葉に励まされ、私は試練を乗り越えてきました。

あなたがたの会った試練はみな人の知らないようなものではありません。神は真実な方ですから、あなたがたを耐えることのできないような試練に会わせるようなことはなさいません。むしろ、耐えることのできるように、試練とともに、脱出の道も備えてくださいます。

（「コリント人への手紙　第一」一〇章一三節）

私は、苦しみ、もがき続けた結果、何かに情熱を持って生きることこそが、本当にすばらしいことだと気がつきました。はたから見ればつまらなく思えるかもしれないことでも、やっている本人が情熱を注ぎ込むことができれば、それで十分だと思います。

生き方は、人それぞれ違っていて当たり前です。むしろ、人と違うことに、より価値があると思います。

人間の価値は、「あれができる」「これができる」ということで決まるのではありません。

もし有用性で価値が決まるのなら、人生は絶望的です。なぜなら、人は年をとると、できることが少なくなるからです。

人は、何かができなくても、それ自体尊いものです。役に立たなくても、自分は尊い存在だと信じましょう。

失った機能を嘆くのではなく、残された能力に感謝して、それを最大限に生かすこと。

自分の無限の可能性を信じて、失敗をおそれず、これからも生きていきます。

最後に、この本の出版にあたり、多大なご協力をいただいた、認知症介護研究・研修東京センターの永田久美子さんと大月書店編集部の西浩孝さんに感謝します。

二〇一四年一〇月

佐藤雅彦

解説

永田久美子
（認知症介護研究・研修東京センター）

認知症の当事者による「ありのまま」

この本は、佐藤雅彦さんが、認知症の兆候を感じ始めたころから一〇年以上にわたって、日々のなかで書き留めてきた膨大なメモと、講演や取材のために自作した資料、そして折々に語った言葉を文字に起こした原稿をもとにつくられました。一冊の本にするために、佐藤さんが記していた文章を構成し、誤字・脱字の修正や内容の重複を割愛する作業を、私と編集者の西浩孝さんがおこないましたが、全編は佐藤さん自身が考え、表現してきた「ありのまま」で本書は成り立っています。

淡々と、そして一見、スムーズに流れているように思える本文ですが、一文一文は佐藤さんが消えていきそうになる記憶をなんとかとどめようと、思いついたことを日々の折々に必死に書き留めておいた渾身《こんしん》のピースです。ジグソーパズルのピースをつなぐような作業を佐藤さんと何度も繰り返しながら、佐藤さんが生きてきた「絵」としての一冊がようやく出来上がりました。

本書が「ありのまま」を大切にしたのは、認知症を患いながら暮らしている当事者が、何を体験し、何を思い、どう生きてきたのかについて、認知症を体験したことのない他者が脚色することなく、当事者にとっての真実、その生《なま》の表現を読んでもらいたい、本をつうじて当事者に出会っていただきたいと願ったからです。

このところ、認知症に関する医療や介護の専門的な知識や、行政サービス等に関する情報や出版物が急速に増えてきました。しかし、いざ自分が認知症になったら自分自身に何が起こるのか、認知症になってからの長い日々を自分がどう生きていくのか、そして、よりよく生きていくためにどのような支援があったらいいのか、それを知るための肝心の当事者の「生の声」が、ブラックボックスのままです。

何が起こり、何が必要なのか、何が可能なのか、本当のことは、実際に体験している本人にしかわかりません。生きていく一人ひとりの数だけ真実があり、必要なことや可能なことも違います。この本は、あくまでも佐藤雅彦さんという一人の人が表した「ありのまま」にすぎないかもしれませんが、人が認知症になって生きていくこと、そして、認知症を超えて、人が人として生きていく可能性や大切なことに気づくための手がかりが、本書には無数に詰まっていると思います。その一端を以下に記してみたいと思います。

症状の奥に広がる本人にとっての体験世界

認知症になると、記憶障害や判断力の障害、時間・場所・人の見当をつける機能（見当識）の障害といったさまざまな症状が現れることがよく知られるようになりました。他者から、記憶障害や見当識障害といった認知症の人によく見られる症状としてくくられている状況が、本人からするとどんな体験なのか。佐藤さんは症状が現れ始めたごく初期のころから現在まで、その体験を具体的に記録し続けてきており、本書のなかでも克明に記されています。

まだ会社で働いていたころから現れ始めた記憶の障害や場所の見当がつかなくなる症状は、医師に異常がないとみなされるほど軽微な段階でしたが、佐藤さんにとっては当たり前のはずの日常の生活がとまどいやストレスに満ちた世界に変質し、「精神的にまいってしまいダウン」するほどの心身を揺るがす事態だったといいます。この本のなかで佐藤さんは、記憶障害等の症状とともに暮らしていく実際がどのような体験であるのか、生活の一コマ一コマの詳細をリアルに描き出していて圧巻です。朝から晩までの一日をつうじて、認知症と格闘しながら、なんとか自分なりの暮らしをつなぎとめようと必死になっていること、ささいなように見えることでも本人にとってはものすごく消耗する大仕事であること、そのことを理解してくれる人がいるかいないかで、本人の暮らしやすさや心身の安定が大きく左右されてしまうことを、佐藤さんは如実に伝えています。

近年「認知症を理解しよう」とさかんに啓発されていますが、本人が求めているのは、外見的な「症状」の理解にとどまらず、症状の奥で本人がどんな体験をし、どう暮らそうとしているのか、本人の体験世界を知ることが大切であり、その理解のためには、「本人に聴くこと」が一番の近道であることを、佐藤さんが身をもって示してくれていると思います。

自分で生きていくための術を編み出す

佐藤さんは、「消えていく記憶」と格闘しながら、自分の力で日常生活をこなしていくための必需品として、克明な記録をつけてきました。

朝、目覚めたときから食事や服薬、外出など、自分なりの日々の暮らしの一歩一歩を成り立たせるために、忘れてはならないこと、覚えておきたいことの要所要所を記録し、記憶のほころびをみずから補う方法を編み出してきました。

たとえば、買い物に行ったときに、家にあるのを忘れて同じものを何度も買ってしまうのを防ぐために、「買ってはいけない物リスト」を書いて買い物に行くなど。それらは、当事者体験の渦中から編み出されたコロンブスの卵のような術《すべ》であり、同じ悩みを持つ認知症の人にとってとても役立つ数々です。また、認知症にはなっていないけれど、記憶がおぼつかなくなり始めるすべての中高年にとっても役立つ、いわばユニバーサル・アイデアかもしれません。

いずれにしても、佐藤さんの日々のこまかな記録の集積が、結果として、まだよく知られていない当事者の暮らしの現実を浮かび上がらせることになりました。

「こうした点がわからなくなったり、抜け落ちていったりするために、不自由になっているんだ」という本人の目から見た理由や困難の内容を具体的に気づかせてもらえる記述が多々あります。それらは、本人のかゆいところに手が届く支援をしていくための貴重な手がかりです。……と書きながら、ついこうしてすぐ支援者の目になってしまう自分がいます（反省）。

佐藤さんが、この本で伝えたかったのは、「支援に先走らずに、まずは当事者に起きている事実を具体的に明らかにしておきたい」「すべてがわからない、できないのではなく、ある一部の記憶が抜け落ちていくために「できない」事態が起きてしまっているのであり、その一部をうまく補えば、まだまだ自分でできることがたくさんある」ということだと思います。

ＩＴ機器を自身の分身として

佐藤さんは、発症のかなり早い時点から文字を手書きすることに苦労するようになりました。書けなくなっていくなかで、発症前からなじんでいたパソコンに加えて、発症後に携帯電話のメールやタブレット端末の操作に新たに挑戦しました。認知症があっても、必要なことをくりかえし教えてくれたりトラブル時に応援してくれたりする人がいれば、それまで使ったことがなかったＩＴ機器の使い方を覚えられる（学習できる）可能性を佐藤さんが実際に示してくれています。

ＩＴ機器を利用して日々の「暮らしの記憶」を記録し、保存することが佐藤さんの新しい暮らしの習慣となり、ＩＴ機器が佐藤さんの外付けの頭脳として威力を発揮しています。

佐藤さんは、パソコン等にとにかく保存することで、当初つきまとって離れなかった「忘れる不安」から解放され、ずいぶんと安定し、のびのび暮らす自信を得たように思います。

そして、それらに保存された記録を見ることで、佐藤さんはその時々（人生の大切な場面）に何が起こっていたのか、その詳細を確認し、時系列の変化をいまでも追うことが可能になっています。そのことは、記憶を思い出したり、過去について語ったりするときに、大いに役立っています。それはまた、佐藤さんにとって自分の生きてきた道（人生）が空白ではなく、「確かにあるもの」として実感するためにとても重要な役割を果たしています。

ＩＴ機器はさらに、佐藤さんが必要とする情報や社会・人とつながって暮らしていくために不可欠な道具となっています。スムーズなコミュニケーションや自由に戸外に出かけることが次第に難しくなり、社会や人とのつながりが狭まり関係が希薄になりがちな状況を、佐藤さんはＩＴ機器を使うことで食い止めています。むしろ年々、インターネットを使っての新たなつながりや体験の幅が広がっています。

「認知症の人、ましてや字が書けなくなっている人に、パソコンや携帯メールは無理」と決めつけておられる家族や医師、ケア関係者が多く、とても残念です。たしかに本人が望んでいなかったり、ストレスになったりしてしまっては元も子もありませんが、まずは可能性の芽を最初からまわりが摘んでしまわずに、安心と便利のために本人がＩＴ機器を使ってみるチャンスをつくっていきたいものです。

佐藤さんは、ＩＴ機器になじんだ世代の人たちが認知症になっていくこれからの時代の先駆けだと思います。これまで認知症の機器というと、危険を監視するためなどの介護機器が主でした。しかしこれからは、本人が自分なりの暮らしを自分の力で続け、社会とつながって生きていくための、新しい発想や価値観を持った本人のための生活支援機器が求められています。それが認知症の人用の特殊なものではなく、佐藤さんのように市販されているもの（パソコンや携帯電話、タブレット端末等）をうまく活かしていくやり方を普及させていくことが大切なのではないでしょうか。そして佐藤さんがそれらを使いこなすための助っ人がいてくれるように、これからは、それぞれの町のなかで、認知症の人のＩＴ機器の利用を気軽にサポートしてくれる存在が、若者や子どももふくめて増えてほしいと思います。それが実現すると、本人が記憶や見当識の障害をみずから補いながら、自由や自立、人とのつながりを保って楽しく暮らしていく可能性が大きく広がるはずです。

地域のかけがえのなさ

佐藤さんが、認知症になる前は使ったことがなかった携帯電話等の機器の使い方を習い、自分で使ってみたい、と思ったそもそもの理由は、自由に外に出かけたい、ということでした。

四季折々の花や風景を眺めながら、なじみの川べりを散歩をしたい。好きな音楽を聴きにコンサートに出かけたい。絵を見に展覧会にも行きたい。旅行にも行きたい。

一人ひとり、だれもが抱いている素朴な願いを、認知症になったからといって、なぜあきらめなければならないのでしょうか。佐藤さんはあきらめませんでした。といっても、力んで何かを、というより、したいことを続けたい、そんな素朴な願いをあきらめなかったのです。

正確には、診断を受けた直後のころは、認知症のことで頭がいっぱいになり、外に出かける意欲や気力を失ったこともありました。

しかし、家の中にこもってばかりいたら、不安だけが膨らみ、混乱や落ち込みが強まってしまいました。

佐藤さんは、思いきってドアを開け、ふたたび散歩に出かけ始めます。外に出るだけで気持ちが晴れ晴れし、新鮮な空気が身を包み、見慣れた風景や季節の花が佐藤さんのこころを和ませてくれました。地域のなかに、ちょっと勇気を奮い立たせてふたたび出始めたことが、佐藤さんの落ち着きと元気をぐんぐんと蘇《よみがえ》らせていったように思います。

行く先々で新しい知り合いも少しずつ増えていきました。「一人で初めてのところに行くことが難しいからあきらめる」ではなく、佐藤さんは、そのピンチをチャンスに変えていきます。音楽会や美術館、四季の花を眺めに公園へ、などなど、自分と好みが同じ人がだれかいないか、人づてに探して、一人ひとり、同行者を兼ねた同じ趣味仲間を増やしていったのです。

地域、そして地域の人たちとつながりながら、自分がこころから楽しんで自分になれる時間を持ち続けたことが、佐藤さんがこれまで自分らしく元気に過ごせてきた大事な背景のように思います。

「偏見」の金縛りからの解放

本書を読んで、「認知症になってからもこんな生き方が可能なんだ、堂々と暮らしていくことができるんだ！」と思ってくださったら、本当にうれしいことです。

実際にいまの佐藤さんは、発症後一〇年余りを経過し、少しずつ記憶や判断等の障害が進み暮らしにくさが増えてきていますが、迷いながらも自分なりに考え、日々の暮らし方を自分で決め、楽しみや生きがいのある生活を求めて前向きに過ごしています。発症後、一〇年以上が経ってもこうした生き方ができるというのは、従来は考えられなかったことです（近年、佐藤さんのように、発症後一〇年以上を経過しても、自分なりに語り、暮らし続けている人が増えてきています）。

佐藤さんのこれまでの歩みは、認知症についての社会の人々や医療・介護の専門家に根深く浸透している偏見や既成の知識を、「自分が生きている実際」を通じて、ひとつひとつ塗り替えてきたプロセスであったと思います。

佐藤さんはくりかえし、認知症の一人ひとりは、もっといろいろな思いや力を秘めているのに、本人のありのままを見ずに「認知症だからわからないだろう」「認知症だからできない」という古い固定観念に根差した偏見によって自分たちが扱われてしまう問題を指摘しています。偏見の目で見られることが、本人を傷つけ、誇りや自信を損ない、想像以上に本人を孤独と絶望に追いこむ事態が今日も日常的に起きています。そのなかで本人は自分を見失い、強い存在不安に陥って混乱やパニックが誘発されている現実。佐藤さんはこれまでの経過のなかで、そうした存在不安の危機に陥った体験を何度となく繰り返してきています。存在不安の危機は、心だけでなく体の安定さえも狂わせ、全身状態が一気に悪化して寝込んでしまうほどの過酷な体験でした。

認知症の病気そのものではなく、周囲、ことに医療や介護の専門家の偏見に根差した対応によって本人の自己が崩され、状態悪化がつくりだされてしまっている事態は深刻です。佐藤さんは、そこからなんとか立ち直って現在に至っていますが、立ち直れないまま坂を転がるように状態が悪化し、それが認知症が重度になったためとみなされてしまっている人も少なくありません。佐藤さんが本書のなかで、「本人の可能性を信じて偏見をなくしてほしい」と記しているのは、佐藤さん自身が経てきたつらい体験をほかの人に繰り返してほしくない、という強い思いがあってのことです。

そして佐藤さんは、もうひとつとても重要なことを指摘しています。認知症になった自分自身のなかにも認知症についての偏見がある、という点です。自分も「認知症だからもうだめなのではないか」「認知症だから無理」という偏見にとらわれ、自分で自分を縛ってしまう。この偏見からどうやって解放されるかが、大きなテーマだと佐藤さんは語っています。

「偏見をなくしていくためには、自分自身の可能性を信じること」「当事者が可能性をまわりに伝えていくことが必要」という佐藤さんのメッセージは、時としてひるみがちになる自分自身へのエールであり、同じ境遇で苦しむ当事者仲間たちが、そして世の中のすべての人たちが、もっと解放されて伸びやかに暮らせるようになってほしいという願いがこめられていると思います。

当事者が動きだすと変わる

その願いを形に変えるために、佐藤さんは、認知症になってもあきらめないで「人生を前向きに生きる」ことを伝える講演や呼びかけを全国各地でおこなうようになりました。認知症であることを堂々と公表し、前向きに生きていくこと、それが現実に可能であることをみずからの体験や姿をつうじてにこにこと語る佐藤さんの姿は、全国各地の人たち、医療・介護の専門家、行政担当者等に大きなインパクトと共感を生み出しています。

私も一緒に講演をさせていただくことがありますが、参加者アンケートには、専門職・研究職にある私の話よりは「佐藤さんの話に勇気づけられた」「佐藤さんを目のあたりにして、いかに自分が偏見に縛られているか気づかされた」といった佐藤さんへの評価が断然多く寄せられ、思わず佐藤さんと二人で大笑いしてしまうこともあります。社会を変えていくには、認知症でない人がいくらたくさん講演や啓発活動をしても本当の理解をともなった変革を生み出すことはできず、当事者が動きだすことが何よりも大きな力になります。「まだ偏見が根深く残り、認知症であることを隠す人が多い」といった地域こそ、本人は深く苦しみ傷ついています。そうした地域でこそ本人が公の場で堂々と語る機会をつくることが、地域を変えていく大きな突破口になります。

当事者が声をあげやすいように、行政や専門家がしっかりとバックアップしていくことが求められています。

実際、見知らぬ土地に行き、公の面前で語るということは、佐藤さんに想像以上の消耗をもたらします。人前ではしっかりとしていますが、講演が終わったあとの楽屋ではくたびれきって呆然《ぼうぜん》としてしばらく立ち上がれないでいる佐藤さんの姿をしばしば目にします。家に帰ってからしばらくは体調の悪さが続くこともあります。また、「売名行為では？」といったいわれなき中傷に深く心を痛める残念なことも起こっています。

それでも、佐藤さんは、また各地に出かけていきます。認知症についての偏見をなくし、一人でも多く、本人が前向きに暮らすことに対する理解者が増えてほしい、という佐藤さんの巡礼のような行脚です。

バトンを引き継ぎながら、仲間とともに

佐藤さんのこうした姿勢は、私が佐藤さんと出会った最初のころから芽生え

ていました。佐藤さんが認知症の診断を受けて間もないころであり、佐藤さんはこの先、どう暮らしていったらいいのか、先行き不安のなかで手がかりを求めて暗中模索していた時期でした。そのなかにあっても、佐藤さんが私に最初に語ったのは、「一緒に、認知症になっても暮らしやすい世の中をつくりませんか」という言葉でした。このときの衝撃を私は忘れられません。「支援をしてほしい」ではなく、「一緒によりよい世の中をつくろう」と本気の本人がいるということ。そして、佐藤さんは、その言葉のとおり、一歩一歩、動いてきているのです。

佐藤さんのこうした姿勢を後押ししている大切な存在があります。オーストラリアのクリスティーン・ブライデンさん。認知症の当事者として、一九九〇年代後半からその体験と希望をみずからの言葉で語り、本を著し、世界の多くの人たちの認知症の人への偏見を打ち破り、国の施策や支援に大きな変革をもたらした人です（著書に『私は誰になっていくの？』〈檜垣陽子訳、クリエイツかもがわ〉、『私は私になっていく』〈馬籠久美子・檜垣陽子訳、同〉など）。佐藤さんが、診断直後に絶望の淵《ふち》にあったとき、クリスティーンさんの本に出会ったことが、佐藤さんのその後の生き方に大きな影響を与えました。佐藤さんは、クリスティーンさんの意思を、国内で引き継ごうとしているのだと思います。

認知症になってからどう生きていくのか、自分の日々をまずは大切に過ごすことが重要ですが、自分のことだけではなく、世の中の多くの認知症の人の苦しみが少しでもなくなることを願い、世の中を変えていくことに力を尽くす生き方が、本人の生きる芯を強くし、生きる力をわきあがらせ続けているように思えてなりません。

一歩先を歩むクリスティーンさんを道先案内人として、力をふりしぼって社会の理解を求める活動を続ける佐藤さん。志を同じくする認知症の当事者仲間がつながり始め、本書にあるように、二〇一四年一〇月に「日本認知症ワーキンググループ」が発足しました。認知症の本人が会員となり、当事者と社会の人がともによりよく暮らしていける世の中をつくるために、当事者の声をまとめた政策提言や当事者に役立つための活動をしていくことを目的とした組織です。すでにそうした活動を繰り広げているスコットランドの認知症ワーキンググループに学んでつくられました。

今後、スコットランドや海外の当事者ともつながりながら、日本で、そして自分の住み慣れた地域で、認知症になっても前向きに暮らせる社会を現実のものにしていきたい、と佐藤さんの夢が膨らんでいます。

絶望から希望へ

人生の途上で思いがけず認知症を発症。自分の力ではどうしようもない不条理のなかで、なすすべもなく、絶望の淵に沈みこんだ佐藤さん。どこに光を求めればいいのか。佐藤さんは、ひたすらに光を求めて祈るしかなかった……。そんななかで、佐藤さんに啓示のように光をもたらしたのは、聖書の一節でした。

佐藤さんにとって揺るがない存在として無条件に自分を包み込んでくれ、自分の芯から生きる希望をもたらしてくれた「何か」があったように、どの人にも長い人生を生きてきた自分のなかに希望の光につながる大切な「何か」があるように思います。たとえば、懐かしいだれかであったり、思い出の一曲であったり、見慣れたなじみの山であったり、大好きな一杯の味噌汁であったり……。自分にとっては、子どもたちの平和だと、語ってくれた認知症の男性もおられました。

認知症になるということは、元気なときには気にもとめない、しかし、自分が生きていくうえで本当に大切なものは何かに気づく機会なのかもしれません。認知症の人たちは、まだ認知症を体験していない人たちの一歩先を歩みながら、一人ひとりにとって「大切なことは何か」をその生きる姿をつうじて懸命に伝えてくれている人たちだと思います。

日々、いろいろなことが起こり、世の中がめまぐるしく変わっていきますが、人として大切なことを問いながら、佐藤さんとこれからも長い道のりをよろよろしながらも、一緒に歩んでいきたいと思います。

佐藤さん、そしてすべての認知症の人たちのこれからの幸せを祈って。

（二〇一四年一〇月）

■認知症関連サイト

「3つの会@ web」
http://www.3tsu.jp/

認知症の本人交流ページ「だいじょうぶネット」
http://www.dai-jobu.net

「認知症スタジアム」
http://dementia.or.jp

公益社団法人「認知症の人と家族の会」
http://www.alzheimer.or.jp

若年認知症家族会「彩星《ほし》の会」
http://www5.ocn.ne.jp/~star2003/

「若年認知症コールセンター」
http://y-ninchisyotel.net

「認知症フレンドシップクラブ」
http://dfc.or.jp

「認知症なんでもサイト」
http://www2f.biglobe.ne.jp/~boke/boke2.htm

著者

佐藤雅彦（さとう まさひこ）
1954年、岐阜県生まれ。中学校の数学教員を経て、コンピュータ会社にシステムエンジニアとして勤務。2005年、51歳のときにアルツハイマー型認知症と診断され退職。現在、週２回のホームヘルプ、配食サービス、外出時の付き添いなどを利用し、一人暮らしを続けている。趣味は、写真、旅行など。認知症本人の体験を伝えるために、講演活動もおこなっている。認知症当事者の会「３つの会」代表、「日本認知症ワーキンググループ」共同代表。本書で第４回日本医学ジャーナリスト協会賞優秀賞を受賞。

認知症になった私が伝えたいこと

2014年11月20日　第１刷発行
2022年９月20日　第11刷発行

定価はカバーに表示してあります

著　者　佐藤雅彦
発行者　中川　進

〒113-0033　東京都文京区本郷2-27-16

発行所　株式会社　大月書店

印刷　三晃印刷
製本　中永製本

電話（代表）03-3813-4651　FAX03-3813-4656／振替 00130-7-16387
http://www.otsukishoten.co.jp/

ISBN 978-4-272-36082-6　C0047　Printed in Japan